Counseling for Nursing I
Communication Skills

看護に活かす
カウンセリング I

コミュニケーション・スキル
対象の生き方を尊重した健康支援のためのアプローチ

伊藤まゆみ 編 Mayumi Ito

ナカニシヤ出版

まえがき

　「看護に活かすカウンセリング」はⅠとⅡの2冊で構成され，いずれも看護学生や看護師がカウンセリングの考え方や技法を活用して看護ケアを行うための実践書である。「看護に活かすカウンセリングⅠ」では，ケア対象の生き方を尊重した支援を行うためのアプローチとして，カウンセリング技法を活用したコミュニケーション・スキルについて紹介している。また，「看護に活かすカウンセリングⅡ」では，効果的な患者支援と看護師のメンタルヘルスのための自己調節として感情のマネージメントについて紹介している。2冊を読んでいただくことで，ケア対象との人間関係の築き方，対象のとらえている問題の意識化，対象の苦悩への支援，看護師自身のストレスへの対処までの過程を学ぶことができる。

　「看護に活かすカウンセリングⅠ」を企画した意図は，看護学生や看護師がカウンセリングにおける支援の考え方や技法を活用することで，より患者の生き方を尊重した健康支援へのアプローチが可能であると考えたからである。

　近年のように人々の価値が多様化すれば，ケア対象の生活や健康に対するニーズも個性的である。このようなケア対象の状況を考慮し，看護師は，ケア対象の生活を知り，彼らの生き方を尊重した健康支援を提案できなければ，その支援は具体性を欠き，彼らの生活に馴染まないものになる。そのような支援は，患者が生活するうえで役立たず，いずれ活用されなくなる。さらに，医療保険制度の改定により，入院期間は短縮され，患者の多くは生活の場で病気と共存することが求められる。このため，ケア対象が自身の生き方に対して自らの健康の在りようを考え，主体的・自律的に調節できるようにならなければ，彼らの健康は破綻する。

　これまで，医療では，人々が病気になると，その病気や治療に合わせ，患者の生活を再構築することを課題ととらえた。しかし，医療の観点から患者の生活を問題にすれば，医療者が主体となって患者の生活に対する再構築を提案することになりがちである。しかし，そのような支援では，患者の主体性や自律性は低下する危険性がある。一方，カウンセリングでは，クライエントが尊重され，クライエントの意志や感情を自由に交流させ，クライエントが自律した人間として充実した社会生活を営めるように支援する。つまり，看護ケアにカウンセリングを活用することで，ケア対象への支援は，病気や治療に合わせた生活支援から，対象が社会生活を営み，個性的な生き方をするための健康支援へとシフトすることが期待される。

　ケア対象の生き方を尊重した健康支援をするためには，まず，看護師はケア対象との人間関係を築き，対象の生き方や現在の状態に対する本音を聴けるようになることが不可欠である。そのようなアプローチにおいて，看護師には，カウンセリング技法を活用したコミュニケーション・スキルが獲得されていることが必要である。

　このような観点から，本書では，実践に必要な理論をコンパクトにまとめ，実践方法やその学び方を具体的に説明している。理論編は第1章から第4章までである。実践編は第5章から第7章までである。

　第1章では，看護ケアに求められる支援として，対象の生き方を尊重して健康支援の必要性とそのような支援にカウンセリング技法を活用したコミュニケーション・スキルがなぜ効果的かについて説明している。第2章では，看護ケア場面でコミュニケーション・スキルを意図的に使えるようになるために，コミュニケーション・スキルに関する基礎的な知識を社会心理学の知見を用いて説明してい

る。第 3 章では，看護師が対象と人間関係を築いたり，対象がとらえている問題を意識化したりするためのコミュニケーション・スキルを獲得するために，対人コミュニケーションに関する基礎的な知識について説明している。第 4 章ではカウンセリング技法を活用したコミュニケーション・スキルを使えるようになるために，カウンセリングについて概説している。

第 5 章では，人間関係を築くための基礎的なコミュニケーション・スキルについて紹介している。第 6 章では，ケア対象やその対象に求められるケアの状況に応じてコミュニケーション・スキルの使い方は異なるため，終末期ケア，母性ケア，高齢者ケア，がんケア，精神ケア，地域ケアで求められるコミュニケーション・スキルをとりあげ，具体的に紹介している。

第 7 章では，コミュニケーション・スキルは知識をつけただけでは使えるようにはならないために，スキルの学び方として，スキル獲得訓練を紹介している。

最後に，付録として，学内でコミュニケーション・スキルを学ぶための事例や執筆者たちが開発したコミュニケーション・スキルの評価尺度を紹介している。

本書は，看護学生が「コミュニケーション」や「カウンセリング」を学ぶためのテキストとして，新人看護師が慣れない臨床で患者さんとのコミュニケーションに行き詰ったときの参考書として活用していただければと思う。また，ベテラン看護師が自身のコミュニケーション・スキルを新人看護師と振り返ったり，臨床の継続教育の担当者が，看護研修に活用したりしていただくことにも役立つと思う。

本書は初版である。編者の力不足もあり，本書のすべてが十分なできとは言えない。しかし，許していただけるならば，これから読者が活用していただき，ご意見をいただくことで，より読者のニーズにあった書籍となるよう努力させていただきたいと思う。

目　　次

まえがき　i

第Ⅰ部　理論編

1章　対象の生き方を尊重した健康支援のための基礎的技能　3
1．看護ケアに求められること：生き方を尊重した健康支援　3
2．個々の生き方から生じたニーズに沿う支援　5
3．対象の生き方を尊重した支援に求められる看護師の基礎的技能　6
　3.1　人間関係を構築する　7
　3.2　とらえている問題を意識化する　8

2章　コミュニケーション・スキル　9
1．コミュニケーション・スキルとは何か　9
2．コミュニケーション・スキルの生起過程　12

3章　対人コミュニケーション　15
1．コミュニケーションとは何か　15
　1.1　コミュニケーションの定義　15
　1.2　コミュニケーションの分類　16
　1.3　コミュニケーションの構成要素とコミュニケーションの過程　17
2．コミュニケーションの機能　17
3．コミュニケーション・チャネル　18
　3.1　コミュニケーション・チャネルとは　18
　3.2　コミュニケーション・チャネルの分類　19
　3.3　さまざまなコミュニケーション・チャネルとその使い方　20
4．コミュニケーションの歪み　21

4章　カウンセリング　23
1．カウンセリングとは　23
　1.1　カウンセリングの定義　23
　1.2　カウンセリングの重要な構成概念　24
　1.3　カウンセリングにおける基本的な言語コミュニケーション　24
　1.4　カウンセリングにおける基本的な非言語コミュニケーション　26
2．カウンセリングの種類　28
　2.1　目的別分類　28
　2.2　理論別分類　29
3．カウンセリングの技法　39
　3.1　カウンセリングのプロセス　39
　3.2　カウンセリング技法の訓練：マイクロカウンセリング　43

3.3　狭義のカウンセリング　47

第II部　実践編

5章　人間関係を築くための基礎的なコミュニケーション・スキル　53

1．看護ケアにおけるコミュニケーションの目標　53
2．看護ケアにおけるコミュニケーションの特徴　53
3．人間関係を築くうえでの前提　55
　3.1　自己理解と他者理解　55
　3.2　自己開示　57
　3.3　知覚の影響を知る　57
　3.4　コミュニケーションの注意点　59
4．人間関係を築くための基礎的なコミュニケーション・スキル　61
　4.1　看護場面におけるコミュニケーション・スキルの位置づけ　61
　4.2　人間関係の構築に影響する社会的スキル　62
　4.3　人間関係を築くための基礎的なコミュニケーション・スキル　64
　4.4　コミュニケーション・スキルの測定　66

6章　さまざまな看護場面に活かすコミュニケーション・スキル　67

1．終末期ケア領域：患者と人間関係を築き患者の問題を共有するためのコミュニケーション・スキル　67
　1.1　終末期ケアとは　67
　1.2　終末期にあるがん患者の特徴　68
　1.3　終末期医療の現状と終末期ケアの目標　70
　1.4　終末期ケアにおけるコミュニケーションの問題　71
　1.5　終末期ケアで求められるコミュニケーション・スキル　72
　1.6　終末期ケアにおけるコミュニケーション・スキルの測定　75
2．母性看護領域：母親のメンタルヘルスを支援するためのコミュニケーション・スキル　76
　2.1　母性看護のメンタルヘルスを支援する看護の必要性　76
　2.2　母親のメンタルヘルスと出産体験　77
　2.3　出産体験の振り返りと意味づけを支援するコミュニケーション・スキル　79
　2.4　子どもを亡くした母親のグリーフケアを支援する看護におけるコミュニケーション・スキル　83
3．老年看護領域：高齢者と援助関係を築くためのコミュニケーション・スキル　84
　3.1　高齢者と看護学生　84
　3.2　加齢が記号化と解読化に与える影響　84
　3.3　高齢者とのコミュニケーション・スキル　88
　3.4　高齢者とのコミュニケーション・スキルを高める授業　90
4．がん看護領域：告知場面における患者の感情表出と情報収集を促進するためのコミュニケーション・スキル　92
　4.1　婦人科がん患者の特徴　93

4.2　がん患者の告知場面におけるコミュニケーション・スキル　96
4.3　婦人科がん患者に対する告知場面におけるコミュニケーション・スキル　99

5．精神看護領域：患者と対人関係を築き，現在の状態を共有するためのコミュニケーション・スキル　102
5.1　精神看護領域におけるコミュニケーションの特徴　102
5.2　精神看護領域で求められる言語的コミュニケーション・スキル　103
5.3　患者と対人関係を築き，現在の状態を共有するためのコミュニケーション・スキル　103
5.4　気分障害（うつ病）の患者とコミュニケーション・スキルの実際　110

6．地域看護領域：対象の表現を促し，支援ニーズを理解するためのコミュニケーション・スキル　113
6.1　地域看護領域における看護活動の特徴　113
6.2　地域看護で求められる支援：生活習慣病予防に向けた行動変容への支援　113
6.3　地域看護で求められるコミュニケーション・スキル　114
6.4　対象の行動変容を支援するためのコミュニケーション・スキル　117
6.5　異なる立場の人々と協働するためのコミュニケーション・スキル　121

7章　コミュニケーション・スキルの学び方　123

1．スキル獲得のために必要な学習　123
1.1　スキルは，なぜ，学べるのか　123
1.2　行動はどのようにして学ぶのか　123

2．コミュニケーション・スキルの評価　126
2.1　質問紙による自己評価　126
2.2　面接法　126
2.3　ロールプレイ　127

3．コミュニケーション・スキル獲得訓練（Communication Skills Training：CST）　127
3.1　スキル獲得訓練の要素　127
3.2　コミュニケーション・スキル獲得訓練の手続き　128
3.3　コミュニケーション・スキル獲得訓練の日程と注意点　130

付　録　131
1．ロールプレイ用事例紹介　131
1.1　ロールプレイの方法　131
1.2　事例1．実習初日，患者が眠ろうとしているときに看護学生が挨拶に行ったとき　133
1.3　事例2．看護学生が患者さんに痛みの状態を聞くと「大丈夫」と言われたとき　134
1.4　事例3．看護学生が伝えた言葉をきっかけに患者さんが泣き出したとき　135

2．尺度紹介　136
2.1　終末期ケア看護師用コミュニケーション・スキル尺度／看護師用対患者関係知覚尺度　136
2.2　看護師コミュニケーション・スキル尺度　141

引用文献　143
あとがき　151
索　引　153

第 I 部

理論編

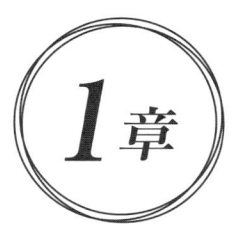

対象の生き方を尊重した健康支援のための基礎的技能

伊藤まゆみ

　ここでは，看護ケアに求められている支援として，対象の生き方を尊重した健康支援の必要性について理解しよう。また，そのような支援のための基礎的技能として，カウンセリング技法を活用したコミュニケーション・スキルがなぜ効果的なのかを考えてみよう。

1．看護ケアに求められること：生き方を尊重した健康支援

　看護ケアについて，さまざまな考え方がある。筆者は，看護ケアに求められることの一つに，ケア対象の生き方を尊重した健康支援があると考えている。なぜならば，人々は個々の生き方を考えるうえで，日々の生活における健康状態がどうあれば良いのかを問題にしているからである。病気の患者やその家族は，現在の生活やこれからの生き方に対して，看護師の健康支援が役立つかどうかに関心がある。もし，看護師が，患者や家族の生活の様子や生き方を十分に聴かずに健康支援を行ったならば，彼らは彼らの生き方を看護師が尊重しているとは受け止めず，その支援を活かす意欲も湧かないであろう。また，そのような支援は，彼らの生活には適応しにくく，効果的に機能しないであろう。つまり，看護ケアの善し悪しには，看護師が対象の心身の健康状態に加え，対象の生活の在りようを通して彼らの生き方を理解し，尊重できるかどうかが影響する。

　人間にとって生活とは，何かを考えたり，行動したりして，生きて活動することである。また，活動とは単なる運動とは異なり，個人が何らかの目的に応じてふさわしい動きをすることである。その目的の根底には，個人の生活に対するニードがある。生活に対するニードは，発達的要因，個人的要因，環境要因などの影響を受け，個々で異なる。このような生活に対する個人のニードやそのニードを充足するための活動の違いが，個人の生き方に影響する。つまり，対象の生き方を尊重した健康支援では，看護師がケア対象の生活に対する個性的なニードを理解し，彼らの活動を健康面から支援することが必要である。

　看護ケアにおいて，ケア対象のニードを理解することがいかに重要であるのかについて，すでに多くの看護理論家が説明している。看護理論の多くは，マ

ズロー（Maslow, 1954/邦訳, 1987）の欲求階層説の影響を受け，人を，ニードをもっている存在として位置づけ，そのニードを充足することが看護の重要な役割であるととらえている。たとえば，ヘンダーソン（Henderson, 1966/邦訳, 1990）のニード論では，人間には共通する14の基本的ニーズがあり，そのニーズを満たす支援が看護ケアであると考えられている。また，オレム（Orem, 1991/邦訳, 1995）は，セルフケア理論において，個人が生命，健康ならびに安寧を維持するために，自らが管理する要件として，普遍的セルフケア要件，発達的セルフケア要件，健康逸脱に関するセルフケア要件を扱っている。これらの要件には人間が生きていくうえでの生理学的ニードが普遍的なニードとして示され，それらのニードに対するセルフケア不足の支援が看護ケアととらえられている。その他には，アンドリュースとロイ（Andrews & Roy, 1986/邦訳, 1992）の適応理論における生理的様式やワトソン（Watson, 1988/邦訳, 1992）のケアリング理論におけるケアリングの前提には人間のニードの充足がある。

　マズローの欲求階層説では，人間の欲求（ニード）を生理的欲求，安全の欲求，所属と愛の欲求，承認の欲求，自己実現の欲求の5つの階層で示した。この階層において，自己実現の欲求は成長欲求に，それ以外は欠乏欲求に分類され，それらの関係は，欠乏欲求が満たされることで成長欲求が生じるとされている。このためか，ニード論に影響を受けたこれまでの看護理論では，どちらかというと自己実現の欲求に比べ，生命を維持するための生理的欲求への支援が強調される傾向にあった。また，それは，病気という状態が人間の生理的欲求の充足を妨げやすいことから，生理的欲求を充足することがケアでは優先されるようになったと考えられる。

　しかしながら，近年では，そのような考えは徐々に変化しつつある。医学の進展は人々の病気を治さないまでも，人々が病気と共存しながら生活できるようにした。また，医療保険制度の改正により，人々の入院での治療期間は短縮され，人々の療養は在宅へと移行した。このような人々を取り巻く環境の変化は，人々の健康や生き方に対する考え方を多様化させ，慢性疾患患者では，機能障害と共存しつつ個人の精神生活をどのように充足させるかが課題となり，終末期患者では，身体機能が低下する状況で自分なりに余命期間をどのように過ごすかが課題となった。このような患者にとって，欠乏欲求は必ずしも十分に満たされているわけではないが，彼らは彼らなりの自己実現に向けてそれ以外の欲求を調整しようとしている。つまり，人々にとっては，病気であっても個人がどのように生き，精神生活を送るのかが重要であり，そのような生活を送るために現在の健康状態を管理したいと願っている。

　このような状況において，看護ケアには，ケア対象の生活に対する思い，価値，様式，ニードから彼らの生き方に着目し，その生き方を尊重した健康支援を彼らと共に検討することが求められる。すなわち，看護ケアは，ケア対象に対する「病気や治療に合わせた生活支援」から，ケア対象が社会生活を営み，その社会のなかで自律的・発達的に生きていくための「生き方を尊重した健康支援」へとシフトすることが求められている。

2．個々の生き方から生じたニーズに沿う支援

　ケア対象の健康支援に対するケア・ニーズは，彼らが望む生活を送るためのケアに対する多面的で個性的なニーズであり，彼らの生き方を聴かなければ理解しにくい。今日，看護に関連する学問は進展・専門化し，看護師の健康支援に関する知識は豊富である。しかしながら，病院に勤務する看護師を取り巻く状況には，煩雑なリスク管理や機械化・電子化された作業の増加に加え，患者の在院日数の減少という事態があり，そのような状況は看護師が患者とかかわる時間を減少させている。さらに，看護師自身の生活体験の少なさやコミュニケーション能力の低下は患者や家族の生き方から生じた支援ニーズの理解を困難にしている。

　ある事例から，支援ニーズとそのニーズに沿う支援を具体的に考えてみよう。

　終末期でがん性疼痛のある患者が鎮痛剤を定期的に服用せず，「鎮痛剤はもう服用したくない」と看護師に伝えた。それを聞いた看護師たちは，患者のニーズの意味が理解できないまま，患者の状態を鎮痛剤に対する知識不足ととらえ，患者に鎮痛剤を服用することの効果を説明した。また，ナースステーションでは看護師と緩和ケアチームの話し合いも行われた。緩和ケアチームは看護師の情報をもとに患者に鎮痛剤を服用することのメリットを専門的に説明し，服用を促した。それでもその患者は痛みを我慢し，鎮痛剤の服用を拒んだ。

　その様子を不思議に思ったある看護師は，先入観をもたないようにして患者の話を傾聴した。患者は，これまで生きてきた様子，現在の病状，年老いて足の悪い妻が差し入れを持って見舞いに来てくれることへの感謝，妻と過ごせる残り少ない時間を大切にしたいという思い，鎮痛剤の服用による不快な体験などを打ち明けてくれた。鎮痛剤の服用による不快な体験とは，患者は，以前に鎮痛剤を使い，眠りが深くなり，オムツをしていたにもかかわらず，尿を漏らし，その始末を看護師に依頼したことである。また，鎮痛剤を服用することで年老いた妻が来たときに眠ってしまうことへの申し訳なさがあった。そのような体験は患者にとっては耐え難く，鎮痛剤を使いたくないというニーズとして表現された。

　その後，患者の生活への希望は，「尿を漏らしたくないこと」「妻が来ているときには眠気を感じずに話したいこと」とわかり，その希望に応じた鎮痛剤の使用や生活の調節がうまくいっていないことが問題であるとその看護師は認識した。また，その看護師は，患者に，①痛みを我慢することで体力を消耗すること，②その状態を妻が見れば心配すること，③妻を安心させるために患者ができることを説明した。さらに，その看護師は患者と話し合い，尿器で排尿を促す時間，オムツの当て方，シーツの準備，妻への対応などに対する支援ニーズを確認し，鎮痛剤を使う準備を整えると，患者は安心して鎮痛剤を服用し，眠りについた。このようなケアに要した時間は，それ以前の話し合いに要した時間に比べ多くはなかった。

この事例から，患者の生き方から生じた支援ニーズの意味を看護師が理解できなければ，効果的なケアはできないということが言える。痛みの強い患者に，単に鎮痛剤を用いて痛みを緩和するだけでは看護ケアとして不十分である。個々の患者やその家族が望む生活を送るうえで問題となっている痛みに対して，効果的な鎮痛剤の用い方を検討し，彼らの生き方やそのための活動を支援することで看護ケアは成立する。つまり，看護師の科学的根拠に基づいた標準的な看護の知識や技術は，対象の個々の生き方を尊重し，日々の生活に対する希望を叶えるうえで活かされたときにケアとなる。

　この事例において，当初，看護師がとらえていた患者の問題は「鎮痛剤に対する知識不足により痛みがあるにもかかわらず鎮痛剤を効果的に使わないこと」であり，その解決策は「鎮痛剤を適切に使用できるように鎮痛剤使用の利点を説明する」である。一方，患者がとらえている問題は「鎮痛剤を使うことにより自分が大切にしたいと思っていることができない，鎮痛剤を安心して使えない」であり，患者の解決策は「痛みがあっても鎮痛剤は使わないようにする」である。このようなズレが生じた要因として次の2つが考えられる。

　1つ目は，患者の痛みを患者が望む生活を送るうえでの問題として着目することが，当初，看護師には不足していたことがある。このため，患者がどのように生きたいのか，生活したいのかというニーズを十分に知らないままに，鎮痛剤を使うという手段がケアの目標になってしまったのである。

　2つ目は，看護師と患者との直接的な対話の不足である。加えて，看護師には，患者の生活や痛みに対する本音を聴き，支援ニーズを明らかにするためのコミュニケーション・スキルが不足していたことがある。

　看護師に専門的な知識が増えても，患者や家族に聴かなければ，彼ら個々の生き方や生活は知りえないし，彼らが表現した支援に対するニーズの意味も理解できないであろう。また，患者が望む生活に対する情報が不足していれば，スタッフ間で話し合ったとしても，その結果は医療者側が望む解決方法であり，患者や家族が望む解決方法とは異なるであろう。スタッフ間の話し合いによって患者のことを推論するよりも，患者との対話のなかで，患者の生き方から生じた支援ニーズを言語化し，そのニーズに沿うための支援方法を協議するほうがより現実的で効果的なケアを導くことになる。

3．対象の生き方を尊重した支援に求められる看護師の基礎的技能

　対象の生き方を尊重した健康支援では，看護師には個々の対象の発達段階，心身の健康状態に加え，彼らの生き方や生活から生じた問題，それらに対する支援ニーズを理解し，そのニーズに沿った支援をすることが求められる。そのような支援をするためには，生活の主体である対象が，自身でよりよく生きるための問題や支援ニーズを言語化し，解決策を看護師と共に可能な範囲で協議できるようになることが必要である。しかしながら，対象は支援ニーズを表現することに慣れていなかったり，支援ニーズが曖昧であったりするために，支援ニーズを部分的，表面的に表現しやすい。このため，看護師が彼らの生き方

から生じた支援ニーズの意味を理解したり，対象と支援方法を協議したりすることはそう簡単ではない。

　このような患者の状況において，看護師が対象の生き方を尊重した健康支援を行うためには，カウンセリング技法を活用したコミュニケーション・スキルの使用が効果的である。日本カウンセリング学会では，カウンセリングを次のように定義している。カウンセリングとは，カウンセリング心理学等の科学に基づき，クライエント（来談者）が尊重され，意思と感情が自由で豊かに交流する人間関係を基盤として，クライエントが人間的に成長し，自律した人間として充実した社会生活を営むのを援助するとともに，生涯において遭遇する心理的，発達的，健康的，職業的，対人的，対社会的問題の予防または解決を援助することである（松原，2011）。この定義からわかるように，カウンセリングでは，クライエントが尊重され，クライエントの意志や感情の表現を促し，クライエントの自律性を損なうことなく，彼らが問題を解決できるように支援する。このため，看護師が，カウンセリングの考え方や技法を活用したコミュニケーション・スキルを獲得できれば，看護師は，ケア対象の思いや感情を積極的に表出させ，彼らがとらえている問題や支援ニーズを言語化できるようになるので，彼らの意思に沿った支援が可能となる。そのような支援は，患者の生きることへの主体性や自律性を促し，結果として対象の生き方を尊重した支援になると言える。

　カウンセリングでは，カウンセラーはクライエントの主体的な問題解決を支援するために，①クライエントと人間関係を築く，②クライエントがとらえている問題を意識化する，③問題解決のための狭義のカウンセリングを行う，というプロセスがある。このようなプロセスに沿って支援をすることは，看護師が対象の生き方を尊重した健康支援においても不可欠である。ここでは，そのなかから，クライエントと人間関係を築くことやクライエントのとらえている問題を意識化することについて簡単に説明する。詳細は，第4章カウンセリングを参考にしていただきたい。

3.1　人間関係を構築する

　國分（2001）によれば，カウンセリングにおいてカウンセラーがクライエントと人間関係を築くことは，クライエントの問題を明らかにしたり，その問題解決のための行動変容を起こしたりする重要な要素であり，その人間関係は役割関係と感情交流の2つによって説明できるとしている。役割関係とは，権利と義務（責任）の関係である。感情交流は役割に縛られない一人の人間として自分の考えを開示したり，感情を表出したりして，自己開示できる交流である。つまり，カウンセリングでは，役割関係と感情交流のバランスを取り，それぞれの立場や役割を尊重しつつ，お互いに一人の人間としての考えや感情を交流させることで，クライエントに問題を意識化させたり，問題の解決のための行動変容を促進したりしている。

　看護においても，ケア対象と看護師の間に上述の人間関係が構築されれば，彼らは看護師から尊重されているという感覚を抱き，これまでの生き方やこれ

からの生活に対する思いを安心して語るであろう。このようなケア対象の生き方や生活に対する本音を聴くことこそが，看護師が彼らのありのままの生活や生き方から彼らのとらえている問題を知るきっかけとなる。

3.2 とらえている問題を意識化する

カウンセリングでは，クライエントがうすうす気づいていた自身の問題を，カウンセラーによって気づかされることを問題の意識化と言う。クライエントの問題が意識化されるためには，カウンセラーはクライエントとの人間関係を築くことが必要である。クライエントの問題が意識化されれば，カウンセラーはクライエントと問題解決に向けた検討ができる。

人々は生きるうえでさまざまな問題に直面するが，多くの場合，自分で問題解決を試みる。しかし，病気ともなれば，これまで体験してきた問題とは異なり，患者や家族は専門的な知識の不足によって解決手段も見当がつかないために混乱が生じやすい。また，そのような混乱は彼らの危機も引き起こす危険性がある。看護師は彼らの混乱に対して，体験している出来事への認知，情動，対処行動を知り，それらの関係から，彼らがよりよく生きるうえでの問題を患者と共に探索し，言語化する。患者や家族がとらえている問題が看護師によって言語化され，彼らが問題を意識すれば，彼らの問題に対する支援ニーズも具体的に表現される。

カウンセラーがクライエントと人間関係を築いたり，クライエントの問題を意識化させたりするためのカウンセリング技法として，アイビイら（福原・アイビイ・アイビイ，2004）のマイクロカウンセリング，カーカフ（Carkhuff, 1987/邦訳, 1997）のヘルピング技法，國分（1995）のカウンセリング技法が開発されている。これらの技法は，特定の心理療法に基づいているわけではなく，カウンセラーとクライエントが人間関係を築き，クライエントの問題を意識化するための共通なスキルで構成されている。このため，今日では心理，教育，医療などの多くの場面で活用されている。

このようなカウンセリング技法を活用したコミュニケーション・スキルは，看護領域においても検討され，そのための測定指標も開発されている（荒添, 2003; 伊藤他, 2012）。さらに，伊藤ら（2012）は，終末期ケアに携わる看護師に対する調査において，看護師が患者との人間関係を築き，患者と問題を共有するためのコミュニケーション・スキルを使用することで，看護師に対する患者の応答が増加すると説明している。つまり，カウンセリング技法を活用したコミュニケーション・スキルを看護師が使用することは，ケア対象との交流を促進し，人間関係を築いたり，彼らがとらえている問題を検討したりすることが可能となるので，対象の生き方を尊重した健康支援を行うために看護師が身につけておく基礎的技能の1つと言える。

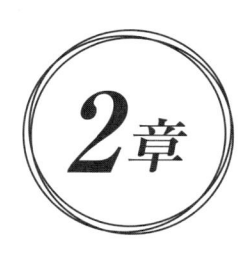

2章 コミュニケーション・スキル

伊藤まゆみ

　ここでは，看護ケア場面で，カウンセリング技法を活用したコミュニケーション・スキルについて意図的に使えるようになるために，まず，コミュニケーション・スキルやそのスキルはどのようにして生じるのかについて理解しよう。

1．コミュニケーション・スキルとは何か

　看護師が対象と人間関係を築いたり，対象の問題を意識化したりすることは，なぜ，コミュニケーション・スキルによって可能となるのだろうか。そのことを明らかにするために，まず，「スキル」とは何かについて説明する。
　スキルは「技能」と訳されることが多い。スキルを「技術」と訳さず「技能」と訳したのは，「skills」が1つの技術ではなく，使う状況や使い方を考慮した熟練した技術という意味があるからであろう。
　スキルは，たとえば，看護や医学一般では「コミュニケーション・スキル」，精神医学では「生活スキル」，心理学では「社会的スキル」と表現されることが多い。生活スキルは生活するための技能であり，社会的スキルは対人的な，人間関係に関する技能である。いずれも何のための技能かが明確である。ところが，コミュニケーション・スキルはコミュニケーションという手段が技能として表現されている。このため，たとえば，人間関係を築くためのコミュニケーション・スキルというように表現されなければ，スキルがどのような内容かを判断することができない。コミュニケーション・スキルには，人間関係を築くスキルもあるが，人とかかわらないためのスキルもある。つまり，コミュニケーション・スキルは，どのような目的や目標のために用いるのかを明らかにすることが必要である。
　社会心理学領域で，社会的スキルについて最初に提示したのはアーガイル（Argyle, 1967）である。アーガイルは，運動スキルから社会的スキルを類推し，社会的スキル・モデルを提示した。図2-1が運動スキル・モデルであり，図2-2が社会的スキル・モデルである。運動スキルには，水泳やスケートなどのスポーツ，楽器の演奏，車の運転のためのスキルがある。たとえば，ピアノを演奏するスキルについて考えてみよう。音楽大学の学生は，ある曲をうまく

弾けるようになりたいと思い，曲目とその曲目の楽譜を読み，そこに示された音符などの記号を知覚し，その意味を翻訳することで，鍵盤を打つという運動反応を起こす。その反応によって生じたピアノの音や先生の反応を外界の変化としてとらえ，それらがフィードバックされることで，うまく，ピアノが弾けているかどうかを知覚する。そのような繰り返しによってピアノを弾くスキルは獲得される。

　アーガイルが作成した社会的スキル・モデルでは，人が対人目標をもち，その目標に対して相手の反応を知覚する。その知覚を翻訳し，対人技術（対人反応）が実施される。その対人技術に対して相手も対人技術を実施し，相互作用が生じる。その相互作用がフィードバックされ，知覚される。このような繰り返しによって目標を達成する。つまり，運動スキルであれ，社会的スキルであれ，スキルは，1つの技術（technique）ではなく，目標を達成するためにいくつかの技術を連鎖させ，統制することで機能している。

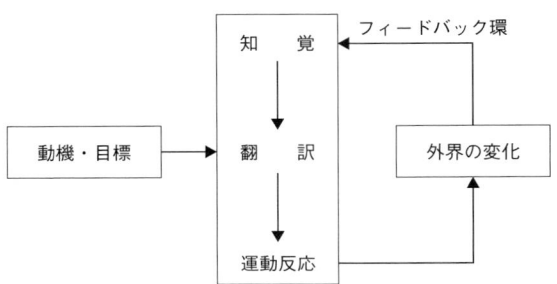

図 2-1　アーガイルが示した運動スキル・モデル（Argyle, 1967；相川, 2009）

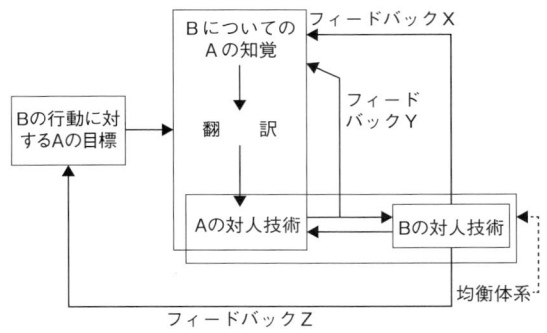

図 2-2　アーガイルが示した社会的スキル・モデル（Argyle, 1967；相川, 2009）

　アーガイルと前後して，社会的スキルに対する多くの定義が報告されている。社会的スキルの諸定義を検討した堀毛（1990）は，スキルの概念が，「能力か行動か」「認知的・情報処理的にとらえるか，行動的側面でとらえるか」「プロセスととらえるか，行動的要因の集合としてとらえるか」という対比で検討されていることを明らかにしている。これらの検討に対して，相川（2009）は，表 2-1 に示したように，社会的スキルの諸定義を「行動的側面を強調している定義」「能力的側面を強調している定義」「その他の定義」に分類した。そして，社会的スキルを，「行動的側面を強調している定義」では，

表 2-1　社会的スキルの諸定義 (相川, 2009)

【行動的側面を強調した定義】
▲フォスターとリッチー（1979）
相互作用する人にとっての固定的な結果を維持し促進する可能性を，一定の状況の中で最大限にするような諸反応
▲アーガイル（1981）
相互作用する人の目標を実現するのに効果がある社会的行動
▲グレシャム（1981）
社会的行動に随伴する強化の可能性を最大にし，社会的行動に随伴する罰の可能性を減らす行動
▲ハーギーら（1981）
目標指向的で，相互に関連があり，状況に適切であり，学習され，統制された一連の社会的行動
▲マグガイアとプリーストリー（1981）
個人間で行われる効果的な対面コミュニケーションにとって基本であるような行動
▲ケリー（1982）
人が自らの環境から最大限の強化を得るために対人状況で使う行動で，それと確認できる学習された行動
▲シェパード（1983）
対人的相互作用の間に観察され，社会的役割や関係性を立派にこなす能力によって特徴づけられる行動
▲ヤングとウェスト（1984）
望ましい社会的成果を導く，特定の肯定的対人行動
▲カートレッジとミルバーン（1986）
他者から正の反応を引き出し，負の反応を回避する手助けとなるような形での相互作用を可能にする，社会的に受容され，学習された行動
▲グレシャムとエリオット（1987）
重要な社会的成果を，一定の状況の中で予言する行動

【能力的側面を強調した定義】
▲リベットとレウィンソン（1973）
他者によって正または負の強化を受ける行動を発現させ，罰せられたり圧倒されるような行動を抑える複雑な能力
▲コムとスレービー（1977）
社会的に受容され評価されるとともに，個人にとって，あるいはお互いにとって利益となるような特定のやり方で，一定の社会的文脈の中で他者と相互作用を行う能力
▲マクフォール（1982）
特定の社会的課題を有能に遂行することを可能にする特定の能力
▲フィールドら（1984）
個人の社会的遂行（その個人の典型的な行動様式）に影響を与える基本的な能力

【その他の定義】
▲フィリップス（1978）
他者の権利，要請，満足，義務に損出を与えずに，自己の権利，要請，満足，義務を充足するやり方で，また，できればこちらの権利を自由で開かれた形で他者と分けもてるやり方で，他者とコミュニケーションできる程度
▲ベラック（1979）
人々が社会的な出会いの中で行う具体的な物事（何を話すか，どのように話すか，どんな顔つきや動作をするか）を表す包括的なラベル
▲トゥラウワー（1982）
social skill：目標に向けてスキル行動を作り出していく過程
social skills：人々が対人的相互作用の中で用いる，規則によって統制された，目に見える基準的な行動あるいは行為の要素
▲シュラントとマクフォール（1985）
有能であると判断される方法で行動することを可能にするような特定の要素から成る過程
▲シュネイダーら（1985）
個人と環境を結ぶもの。心理的健康にとってきわめて重要な仲間関係を開始し維持するために使われる道具

堀毛（1990）およびメリルとギンペル（1998）より。ただし堀毛（1990）が取り上げた定義は今回，翻訳し直した。

個々の具体的な行動ととらえ,「能力的側面を強調している定義」では,個々の具体的な行動の背景にあって,それらの行動を生み出している能力ととらえている。また,相川(2009)は,社会的スキルを「目標に向けてスキル行動を作り出していく過程」ととらえたトゥラウワー(Trower, 1982)や「有能であると判断された方法を行動することによって可能にするような特定の要素から成る過程」ととらえたシュラントとマクフォール(Schlunt & McFall, 1985)の定義を参考に,スキルは「行動」や「能力」を含んだ一連の過程であるととらえている。

これらの社会的スキルの定義や相川(2009)の考え方を参考にすれば,スキルには,次のような特徴がある。

①スキルは目的や目標を達成するための行動であり,その行動はスキルが用いられる状況に対して適切である。
②スキルは学習された行動である。
③スキルはスキルを使う当人が相手の状況に応じて統制できる。
④スキルは1つの技術(technique)というより行動を連鎖させて機能する。
⑤スキルは行動を決定するための認知的処理や実施するための感情調節のための能力も含めた一連のプロセスである。

これらのスキルの特徴を参考にすれば,コミュニケーション・スキル(communication skills)とは,ある目的や目標を達成するために,その場面の状況に応じたコミュニケーション行動を効果的に連鎖させて使用する技能である。その技能は,コミュニケーション行動を決定するための認知的処理や実施するための感情調節のための能力も含めた一連のプロセスである。そして,コミュニケーション・スキルは生得的に備わっているわけではなく,目標を達成するためのコミュニケーションに関する知識や行動の仕方を学習することで獲得される。つまり,コミュニケーション・スキルは,意図のないコミュニケーションではなく,ある目標を達成するために,これまでの知見によって効果が確認されているコミュニケーション行動を状況に応じて使いこなす技能である。このため,目的が達成できる。もし,看護師に対象と人間関係を築いたり対象の問題を意識化したりするコミュニケーション行動に関する知識がなく,その状況に応じた行動の連鎖のさせ方がわからなければ,それらを達成するためのコミュニケーション・スキルは使えないことになる。

2. コミュニケーション・スキルの生起過程

相川(2009)の社会的スキルの生起過程モデル改訂版(図2-3)では,スキルは,次の対人反応によって生起されている。看護師のコミュニケーション・スキルも同様な過程で生起されると考えられる。

①対人反応の解読:相手が自分に示した言語的・非言語的行動状態を知覚し,その対人反応を解読する。
②対人目標の決定:対人反応の解読を受けて,眼前の対人状況にいかに反応するかを方向づける。

③対人反応の決定：行動の仕方を決定する。
④感情の統制：対人反応の解読や対人反応の実行に伴い生じた感情を調節する。
⑤対人反応の実行：目標に対する行動の実施である。この行動がスキルとして観察される。
⑥対人相互作用

このようなスキル生起過程では，①から⑤までは行きつ戻りつしながら，おおよそこのような順で対人反応が生じていく。また，これらの対人反応は循環し，対人反応の実行後には，その行動に対する相手の反応の解読が生じ，その解読が次の目標の修正に活かされる。さらに，当初から目標が明確な場合は，対人反応の目標が先となり，その目標に対する対人反応の解読が生じる。

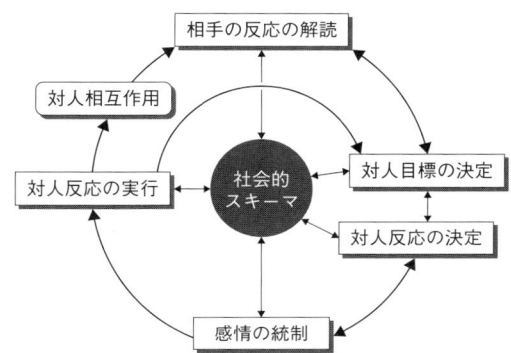

図 2-3　社会的スキル生起過程モデル改訂版 (相川，2009)

対人反応の解読から対人反応の実行までの過程では，社会的スキーマが認知的な枠組みとして影響する。社会的スキーマとは，社会的事象についてのさまざまな知識が体制化され，1つの構造を成している情報群であり，人が社会的事象について情報を処理したり推論したりするときの認知的な枠組みとなる。

相川（2009）は，社会的スキーマを，フィスクとテイラー（Fiske & Taylor, 1984）の①人スキーマ，②自己スキーマ，③役割スキーマ，④出来事スキーマに，ケリー（Kelley, 1972）の⑤因果スキーマを加え，5つで構成している。これらのスキーマは，必要に応じて活性化され，スキルの各過程の影響を受けて変容する。各スキーマの内容は次のとおりである。

①人スキーマ：他者の反応や特性，あるいは他者の行動目標についての知識のまとまりである。他者の反応の解読，分類，想起に役立つ。

②自己スキーマ：自己についての一般化された知識のまとまり。自己に関連する情報の処理のときに枠組みとして機能する。

③役割スキーマ：年代，性別，職業などの社会的役割や社会的カテゴリーについての知識のまとまり。特定集団に対するステレオタイプ的認知の基礎となる。

④出来事スキーマ：ある状況下で生じる社会的出来事の系列についての知識のまとまり。このスキーマによって情報が処理され，次の反応予測が可能となる。

⑤因果スキーマ：ものごとが生じた原因とその結果に関する認識の枠組み。因果関係に関する過去の経験や知識のまとまり。

上述のスキーマにおける情報の量や質，さらにそれらの情報が構造化され，整理されることで，状況に合わせたスキルが生起される。知識や経験の豊かな看護師は，これらのスキーマがいつでも使えるように備わっているために，どのような状況においても適切なコミュニケーション・スキルを生起できるのであろう。

さて，次に，看護師のコミュニケーション・スキルの生起について，具体的に説明する。看護師が患者の生き方を尊重した健康支援を行うというケア目的に対し，まず，看護師は患者と人間関係を築くことを目標にしたとする。このように目標が決定している状況では，看護師のコミュニケーション・スキルは，次のような対人反応によって生起されると考えられる。

①対人目標の決定：眼前の患者と人間関係を築くという目標を決定する。

②対人反応の解読：患者とのコミュニケーションを通して患者の状態を聴いたり，観察したりすることで，患者の反応を目標に照らして解読する。

③対人反応の決定：看護師は目標を達成するためにどのようなコミュニケーション行動が効果的かを考え，自身のスキーマから選択する。

④感情の統制：場面の状況で，選択したコミュニケーション行動を実施するうえで生じる感情を整える。選択したコミュニケーション行動を実施することが看護師にとって難しいと知覚すれば，実施には脅威が生じるであろうし，そのように知覚しなければ，さほど自身の感情に気づかないかもしれない。

⑤対人反応の実行：看護師が目標を達成するためのコミュニケーション行動の実施である。この行動がスキルとして観察される。

⑥相互作用：看護師のコミュニケーション行動に対して，患者の反応があり，相互作用が生じる。この相互作用における患者の反応を看護師が知覚し，目標に照らして解読する。その解読の結果，次の対人反応が決定し，感情の統制，対人反応が実行される。このような繰り返しによって，コミュニケーション行動は患者の状況に合わせて目標が到達できるように修正され，統制される。

このようなスキルの生起過程において，より効果的に目標を達成するためには，そのための情報がスキーマとして看護師に備わっていることが必要である。スキーマは情報が整理されて入っている机のようなものであり，その机に情報がなければコミュニケーション行動を決定できないし，たとえ情報があっても整理されていないと行動を決定するまでに時間がかかる。このため，本書では，第3章において，社会心理学の知見から対人コミュニケーションに関する基礎的知識を，第4章において，カウンセリングの知見から人間関係を築き，問題を意識化することに効果的なコミュニケーション行動ならびにこれらの行動を連鎖のさせ方に関する知識を紹介する。また，第5章や第6章では，看護場面におけるコミュニケーション・スキルの使い方のバリエーションを紹介する。これらの知識を情報として使えるように，第6章においてコミュニケーション・スキルの学び方を紹介する。

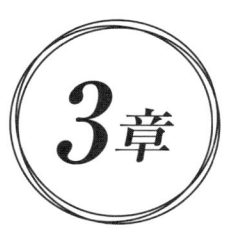

対人コミュニケーション

伊藤まゆみ

　ここでは，看護師が対象と人間関係を築いたり，対象がとらえている問題を意識化したりするためのコミュニケーション・スキルを獲得するために，対人コミュニケーションに関する基礎的知識を理解しよう。

1. コミュニケーションとは何か

1.1　コミュニケーションの定義

　「コミュニケーション（communication）」という用語は，日常的にも，看護ケアにおいても頻繁に使用されているが，その意味やその事象を一義的に定義することは難しい。「コミュニケーション」という用語は，ラテン語のコムニス commun（is）という語幹に，イク ic（us），アタス atus，およびイオン ion が加わってできた言葉で，本来は，「共通なものとする」という意味であった。その後，発展して，コミュニケーションは，「人間と人間との間に共通性を打ち立てる行為全般」を意味するようになった（井口，1982）。岡部（1993）と深田（1998）はこれまでのコミュニケーションの定義を概観し，次のように類型化している。
　岡部による 4 類型は次のとおりである。
　①相互作用過程説：コミュニケーションを人間・社会関係の基礎ととらえ，コミュニケーションによる人間同士の相互作用を社会の基本単位と考える。
　②刺激－反応説：コミュニケーションを学習という観点からとらえ，刺激と反応という繰り返しのもとでコミュニケーションを説得の手段と考える。
　③意味付与説：伝えるための記号が一定の意味をもち，その意味を伝える過程をコミュニケーションと考える。
　④レトリック（修辞）説：古代レトリックの観点から，言葉を効果的に使って適切に表現するようなコミュニケーションの構成要素がそのまま，コミュニケーションの構成要素であると考える。
　深田（1998）による 3 類型は次のとおりである。
　①相互作用過程的概念タイプ：コミュニケーションを通して，当事者がお互いに働きかけ，応答し合うという相互作用の過程で，相互理解や相互関係が成

立すると考える。

②意味伝達過程的概念：コミュニケーションを通して，一方から他方へ意味を伝達する過程で，意味を共有できると考える。

③影響過程的概念タイプ：コミュニケーションを通して，一方が他方に影響を及ぼす過程で，人間は他者に影響を及ぼすと考える。

これらの知見を参考にすれば，コミュニケーションとは，ある個人が，他の個人や集団に対して，相互理解や相互関係を成立させたり，ある目的のために影響を及ぼしたりするために，情報やその情報の意味を適切に伝えたり，共有したりする行為，手段，ならびに過程である。

1.2 コミュニケーションの分類

コミュニケーションは，どのような観点に着目するかによっていくつかの分類方法がある。コミュニケーションに関与する人数に着目すれば，コミュニケーションが個人の頭のなかで行われる個人内コミュニケーション（intrapersonal communication），2人が相互作用しながら行われる対人間コミュニケーション（interpersonal communication），それが多人数であるときのグループ・コミュニケーション（group communication）やパブリック・コミュニケーション（public communication）がある（西川，2002）。また，目標を達成しようとする動機に着目すれば，目標達成的手段としての道具的コミュニケーション（instrumental communication）とコミュニケーションを行うこと自体が目的である自己完結的コミュニケーション（consummatory communication）がある。自己完結的コミュニケーションは，表出的コミュニケーションや消費的コミュニケーションとも表現される（小川，2010）。さらに，コミュニケーションに用いる媒体によって，言語的コミュニケーション（verbal communication）と，非言語的コミュニケーション（nonverbal communication）とに分類される。

看護ケア場面で，看護師はケア対象のみならず，医療関係者など多くの人々とコミュニケーションを行っている。しかし，その中心的なコミュニケーションは，看護師とケア対象との2者間で行われる対人コミュニケーションである。また，そのようなコミュニケーションは，ケアを行うための手段として用いる道具的コミュニケーションでもある。対人コミュニケーションとは，人間と人間とが音声や身体，事物などのいくつかの手がかり（メディア・媒体）を用いて，心理的に意味のあるメッセージを伝え合うことである（大坊，1998）。対人コミュニケーションの本質的な特徴は次の3点である（小川，2010）。

①個人と個人との2者間で交わされるコミュニケーションである。

②メッセージの送り手と受け手という役割は固定しておらず，当事者間でその役割は交代する。

③対面状況でコミュニケーションは行われる。

1.3 コミュニケーションの構成要素とコミュニケーションの過程

　対人コミュニケーションを成立させるための構成要素やその過程はどのようなものであろうか。たとえば，ある看護師がある患者の病状の変化を知りたいと思えば，まず，看護師が患者に「今日の体の調子はいかがですか」という情報を送信する。その情報を送信するときに，看護師は，患者が理解できる言葉に加え，声の大きさや顔を覗き込むようなしぐさなど，自身が意図した意味が伝わるように情報を記号に変える。患者は，看護師の言葉を聞き，しぐさを観ることで，看護師の情報を知覚し，受信する。さらに，患者は看護師から受信した記号（言葉や声の大きさ，しぐさ）を総合的に考え，看護師の意図したメッセージを解読し，読み取る。看護師の質問に対して，患者は自身に起きている症状を伝えるために情報を送信する。その情報を送信する過程で，患者は，「腹痛」があれば，その意味内容を表す言葉を使い，さらにその意味がよく伝わるように辛そうな表情やお腹を抱えるしぐさをして，看護師に伝える。その情報を看護師が受け取り，その情報を解読する。

　このような対人コミュニケーションの過程において，次の4つの構成要素がある。

　①送り手による情報の送信：メッセージを相手に送信する。
　②送り手による情報の記号化（encoding）：送信するメッセージを送信記号に置き換える。
　③受け手による情報の受信：メッセージを相手から受信する。
　④受け手による情報の解読化（decoding）：相手から受信した記号からメッセージを取り出す。

　コミュニケーションの過程では，コミュニケーションの構成要素は，一方向に進むのではなく，双方向で展開される。このため，送り手と受け手の役割は固定せず，当事者間で交代する。コミュニケーションの過程では，送り手がある意図的なメッセージを伝えるために適切な記号を使用できるか，受け手がどの程度メッセージを受信するか，ならびにメッセージに対して受け手が適切に解読できるかがメッセージの理解には影響する。このため，何らかの目的を達成するための意図的なコミュニケーションでは，意図した効果を得るために，メッセージの送り手は，受け手が解読した内容を確認することや受け手の解読状況に応じてメッセージの伝え方を調節することが必要となる。

2．コミュニケーションの機能

　私たちは，さまざま場面で，コミュニケーションという行為を通して，多くの機能を果たしている。たとえば，電車に乗るときの整列乗車にしても，一見言葉を使って表現していないが，乗車口に整列することで，この順番で電車に乗るという意思表示をしたり，他の乗客に順番を守るようにというメッセージを伝えたりしている。また，看護師が初対面の患者に対して笑顔で接することで，患者に親しみを表現している。このように，私たちは言葉やしぐさなどを

効果的に使うことでメッセージを伝え，生活するうえでの機能を果たしている。パターソン（Patterson, 1983/邦訳，1995）は，コミュニケーションの機能として次の5つをあげている。

①情報の提供：意図的に相手にメッセージを伝えるという基本的な機能である。情報の提供は何らかの知識を意図的に伝えるということだけではなく，顔の表情や視線などの非言語的な表現を通して，多くの情報を相手に伝えている。

②相互作用の調整：相手との相互作用を成立させ，展開させるという機能である。コミュニケーションにおいて対人距離や姿勢，顔の表情や視線，声の大きさやイントネーションなどを効果的に使い，相互作用を促進させる。

③親密さの表出：相手に好意，愛情，関心を示す機能である。親密さは相手との一体性，相手への開放性の程度にも反映し，視線を多く交わしたり，近づき，接触を増やしたりすることで親密さを表現する。

④社会的コントロールの実行：地位や役割に応じたコミュニケーションによって相手に影響力を働かせる機能である。相手に自分の意見に従わせようとして，相手に近づき，相手を説得しようとして，声の調子を変化させるなどの表現をする。

⑤サービスや仕事上の目標達成：職務上の役割を達成するため，職務上の規範に沿って行う機能である。看護ケア場面においても，患者の不安を緩和することを目標に，看護師はコミュニケーションを効果的に使い，傾聴したり，具体的な支援を提案したりしている。

これらのコミュニケーションの機能は単独で機能を果たすというより，いくつかの機能がその目的に応じて複合的に機能を果たすと考えられている。

3．コミュニケーション・チャネル

3.1 コミュニケーション・チャネルとは

コミュニケーション・チャネルとは，対人コミュニケーションで用いられる言葉，表情，声の調子，姿勢などの媒体である。コミュニケーション・チャネルは相手にメッセージを伝えるときの記号として用いられる。メッセージとは記号の集合体であり，送り手の記号の使い方が受け手のメッセージの解読に影響する。

たとえば，看護師は不機嫌そうな表情で，しかも早口で，患者に「おはようございます。今日の担当の伊藤です。今日の調子はいかがですか，何か心配なことがあればお話しください」と伝えたとする。このような場面において，患者は看護師の言葉を聞くのと同時に，そのときの表情や伝え方などのチャネルもメッセージとして受信している。このような場合，患者は，「看護師さんは，言葉では心配なことがあればお話しくださいと言っているが，今日は忙しいから，あまり，話さないでほしい」というように，言葉の意味内容とは異なる別のメッセージを受け取ることが考えられる。つまり，コミュニケーション・

チャネルとは，メッセージを適切に伝える媒体であり，手段でもあるために，そのチャネルの選択を間違えれば，相手にメッセージは適切に伝わらないばかりか誤解を招くことにもなる。

3.2　コミュニケーション・チャネルの分類

　私たちは多くのコミュニケーション・チャネルを用いて，コミュニケーションの機能を果たしている。コミュニケーション・チャネルは，言語か非言語か，音声か非音声かで分類されている。言語か非言語かによるコミュニケーションの分類では，「言葉」を用いる言語的コミュニケーション（verbal communication：VC）と表情や視線などの「言葉」以外の記号を用いる非言語的コミュニケーション（nonverbal communication：NVC）とがある。対人コミュニケーションにおける言語的コミュニケーションと非言語的コミュニケーションの割合は，非言語的コミュニケーションが約6から7割と指摘され（Birdwhistell, 1955; Burgoon, 1994），対人場面では，多くの情報が非言語的に伝えられている。

　このような分類に加え，大坊（1998）は，対人コミュニケーションに音声を伴うか否かで，音声的チャネルと非音声的チャネルに分類した（図3-1参照）。この分類では，音声的チャネルには，言語的コミュニケーションと近言語的コミュニケーションがある。非音声的チャネルには，身体動作，空間行動，人工物の使用，ならびに物理的環境がある。この分類では，非言語的コミュニケーションは，音声的チャネルの近言語的コミュニケーションと非音声的チャネルのすべてである。具体的なコミュニケーション・チャネルの分類は図3-1に示したとおりである。

　図3-1からわかるように，私たちのコミュニケーションの多くは非音声や非言語に依存している。このため，これらのチャネルの使い方が対人コミュニケーション場面でどのように影響するのかを理解し，看護ケアの目的に合わせて使えるようになることが看護師の課題である。

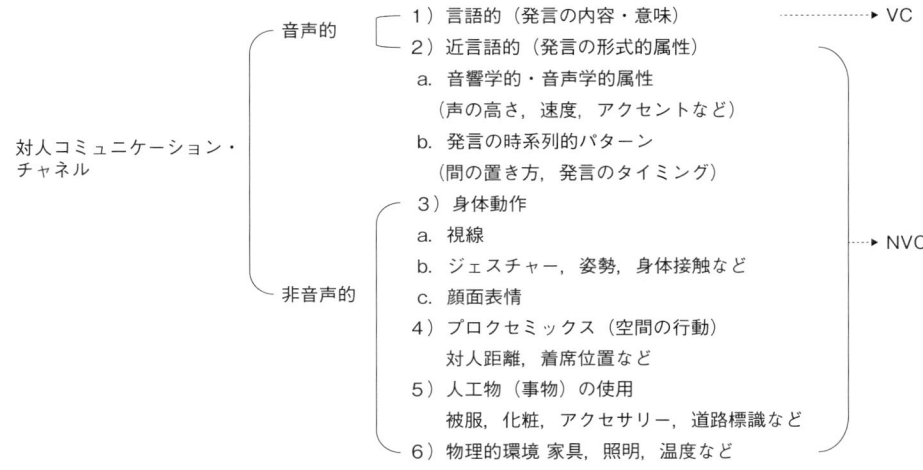

図3-1　対人コミュニケーション・チャネルの分類（大坊，1998より）

3.3 さまざまなコミュニケーション・チャネルとその使い方

　音声的チャネルの言語的コミュニケーションには発言の内容と意味とがあり，近言語的コミュニケーションには音響学的・音声学的属性（声の高さ，速度，アクセント）と発言の時系列的パターン（間の置き方，発言のタイミング）とがある。たとえば，「おはようございます。本日，担当する伊藤です。今日の調子はいかがですか」という看護師の患者への声かけは，言語的に意味内容を示す音声である。「おはようございます」「本日，担当する伊藤です」「今日の調子はいかがですか」というように短文の間に間を置き，話す速度をゆっくりするような工夫が近言語的な音響学的・音声学的属性や発言の時系列的パターンである。上述の看護師の患者に対する声かけも，一気に伝えるか，間をとりながら伝えるかで，患者のメッセージの理解には影響する。看護師が患者の応答を引き出したいときは，患者に伝えたい内容を患者が理解できるスピードでわかりやすく話すことが必要である。そのような話し方をしないと，看護師は患者に質問をしているが，その質問に患者が応答することを期待していないというように解読されやすい。

　非音声的チャネルの身体動作には，視線，ジェスチャー，姿勢，身体接触，顔面表情などがある。空間の行動には，対人距離や着席位置などがある。人工物の使用には被服，化粧，アクセサリーなどがある。物理的環境には，家具，照明，温度などがある。たとえば，上述の看護師の患者への声かけも，看護師がどの程度離れた位置で声をかけ，その後，患者のベッドサイドの椅子に着席したのかという空間行動，患者の話を聴くときに看護師は患者の方を向き，上半身を前向きに倒したか，患者と視線を交わしたかという身体動作によっても，看護師のメッセージに対する患者の解読は異なる。

　空間行動における対人距離とは，人と人との離れ具合である。ホール（Hall, 1966）は，表3-1に示したように，対人距離を密接距離，個体距離，社会距離，公衆距離のように分類した。このなかで，密接距離は45 cm位までで，親密な間柄の距離で手を握ったり，身体に触れたりできる距離である。また，個体距離は45 cmから120 cm位までで，個人的な関心や関係を論議でき，相手の表情の細部まで見て取れる。それに対して，社会的距離や公衆的距離になると，個人的な用件でのやり取りはできない。これらの知見を参考にすれば，看護師が声をかけるときには，対人距離は120 cmを超えないほうが，患者からの個人情報は得られやすくなる。

　視線は向けたり，交叉させたりする視線行動の機能には，情報収集，感情表出，会話の流れの調節，社会的コントロールがある（Kendon, 1967; 飯塚, 1990; Richmond & McCroskey, 2004）。ケンドン（Kendon, 1967）は，視線行動は相手に注意を向け，伝達する用意のあることを相手に知らせる働きがあると指摘している。また，アーガイルとディーン（Argyle & Cook, 1976）は，対人距離を操作し，会話における視線交叉の回数を測定した結果，男女，同性のいずれのペアも対人距離が遠くなるほど視線交叉時間が長くなるという結果を得た。このような現象について，大坊・磯（2009）は，2者間における全体的なバランス回復維持を示す例ととらえている。これらの知見を参考にすれ

表 3-1　対人距離の 4 分類 (Hall, 1966 より)

分類		距離	特徴
密接距離	近接相	15 cm 以下	愛撫・格闘・慰め・保護の距離，嗅覚と放射熱の感覚が鋭敏になり，他の感覚がほとんど機能しない
	遠方相	15-45 cm	手を握ったり，身体に触れたりできる距離，親密な間柄の距離
個体距離	近接相	45-75 cm	自分の手足で他人に何か仕掛けることができる距離
	遠方相	75-120 cm	個人的関心や関係を論議でき，相手の表情は細部まで見て取れる
社会距離	近接相	120-210 cm	フォーマルな会話が行われる。個人的ではない用件でのやり取りが行われる
	遠方相	210-360 cm	人がお互いに隔絶・遮断する距離，この距離を取れば他人のいるところで仕事をしても失礼にならない
公衆距離	近接相	360-750 cm	相手に脅かされたときに逃げられる距離
	遠方相	750 cm 以上	講演や演説に使われる距離

ば，看護師が患者に親密さや関心があることを示すときには，穏やかな表情で，視線を交叉させることが効果的である。また，看護師が患者との対人距離が 120 cm を超えて，患者に声をかけるときは，視線の交叉を長くすることで，親密さを表現しようとすることが必要である。

　人は顔の表情を通して感情を表現する。人の表情からその人の感情を解読するときには，驚き，幸福，屈辱，恥，嫌悪，怒り，悲しみ，恐怖の順でわかりやすいが，日本人の場合は諸外国に比べれば，表情における感情表現がわかりにくい傾向にある（大坊，1998）。また，近年のように電子メールやスタンプによるメッセージの伝達が増えれば，人の表情を観察する機会は減り，複雑な感情を表す日本人の表情はますます解読できなくなる危険性がある。このような状況を考慮すれば，患者が安心して話せるように看護師は患者に対する親しみを微笑むことで示したり，その微笑みに対する患者の表情を観察したりすることで，会話が促進されるようにすることが必要である。

4．コミュニケーションの歪み

　コミュニケーションでは，送り手が伝えたい情報を送信しても，受け手には送り手が思ったようには伝わらないことがある。なぜなら，私たちは相手の話を聞くときに，相手からの情報を選択的に受信したり，受信した情報を自分なりに解釈したりするからである。コミュニケーションの過程において，情報を共有するためには，送り手の情報送信のときの記号化も影響するが，受け手の受信量や解読化も影響する。このような送り手の記号化や受け手の受信や解読などの影響を受けて，意図したメッセージが伝わらない，あるいは歪んで伝わってしまうことをコミュニケーションの歪みと表現する。

　コミュニケーションの歪みが生じる状況には，おおよそ次の 3 つがある。
　①情報を発信するときの問題：送り手が情報を発信するときに場面の状況やメッセージに応じたチャネルを適切に使えないことがある。
　②情報を受信するときの問題：受け手が情報を選択的に受信することがあ

る。私たちは，私たちの周囲で生じているすべての刺激を受け取ることはできない。このため，その刺激の適度な新規性，興味，容易さ・快適さなどを基準として，限られた刺激を知覚している。このため，情報を受信するときに，周囲が騒がしかったり，他に興味を引くような事態があったりすると，受け手は聞くことに集中できずに情報の受信量は少なくなる。また，受け手にあらかじめ注意して聞きたい情報があれば，情報は選択的に受信され，興味・関心がない，あるいは重要でないと判断された情報は抜け落ちてしまう。

　③受信した情報を解読するときの問題：受信した情報を受け手がもっている準拠枠に当てはめて解読されることがある。私たちは，相手から聞いた言葉を大脳で情報処理する。このときに過去の体験や自身がもっている知識に照らして理解しようとする。また，解読には情緒も影響する。受け手がある情報を不快だと感じれば，それから先の情報の解読に影響する。このため，同じ情報を送信しても，受け手の知識量や情緒によって解読は異なる。

　このようなコミュニケーションの歪みは，看護ケア場面では日常的に生じている。たとえば，ベテラン看護師と新人看護師では，患者から同じ話を聞いても，その話から認識できる情報量も解読にも違いがある。ベテラン看護師は患者の話から何が情報になるのかと考え，新人看護師は，あらかじめ必要と考えた情報をいかに得るのかを考える。このような意図によって，何に注意して患者の話を聴くのかが決まり，必要な情報は選択され，それ以外は抜け落ちてしまう。さらに，患者のメッセージを理解する場面でも，看護師の知識量や経験などの準拠枠が，解読にも影響する。この結果，患者の伝えたかった内容は，看護師の状況で適切に伝わったり，伝わらなかったりする。このため，私たちは，コミュニケーションに歪みが生じることを考慮し，相互に伝えたかったこと，理解したことを言葉で確認し，お互いのメッセージを共有できるようにすることが必要となる。

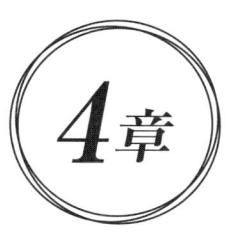

4章 カウンセリング

ここでは，カウンセリング技法を活用したコミュニケーション・スキルを使えるようになるため，カウンセリングについての基礎的な知識をつけよう。

1．カウンセリングとは

沢宮容子

1.1 カウンセリングの定義

友人に裏切られたり，進学や就職に失敗したり，職場の上司との関係に悩んだり，自分自身や家族が病気になったり……。人生には多かれ少なかれさまざまな困難がつきまとう。時に人はその困難のあまりの大きさゆえ，自分一人では克服することができず，日常生活に大きな支障をきたす場合もある。

カウンセリング（counseling）は，このように自分一人では解決できない問題を抱えたクライエントをカウンセラーが援助し，共に問題解決を図るプロセスを言う。

ここで重要となるのは，クライエントとカウンセラーとの間に，信頼できる人間関係が成立しているかどうかである。信頼できる人間関係があってはじめて，クライエントはカウンセラーに心を開き，自分の問題について率直に話すことができるからである。

このような信頼できる人間関係の土台となるのが，カウンセラーとクライエントとのコミュニケーションであることは言うまでもない。カウンセリングが「言語および非言語コミュニケーションを通して他者の行動変容を試みる人間関係（國分康孝，2001）」と定義されるのも，そのためである。

看護の現場に即して言えば，看護師は患者に対しカウンセラー的な立場にあり，患者は看護師に対しクライエントの立場にあると考えられる。したがって，患者のケア・ニーズを理解したり，患者の意思決定を支援したり，患者の苦悩を緩和したりすることなどにおいて，看護師はカウンセリングの考え方や技法を活かすことができる。

> **カウンセラー・セラピスト・援助者**
> カウンセリングを行う人をカウンセラー，セラピスト，あるいはより広義な意味で援助者と表現する。
>
> **クライエント・カウンセリー・来談者**
> カウンセリングを受ける人をクライエント，カウンセリー，来談者と表現する。

1.2 カウンセリングの重要な構成概念

　カウンセリングは，クライエントの行動を変容させることによって，問題解決を図るプロセスである。カウンセリングの世界には，「変えようとするな，わかろうとせよ」という言葉があるが，それは「変容させる」ことが重要ではないということではない。その人を理解することによって，はじめてその人の行動変容を導くことができるという意味である。「行動変容」が，カウンセリングの中心をなす概念であることに変わりはない。

　また，前項で述べたように，カウンセリングは，クライエントとカウンセラーとの間の信頼できる人間関係が基本となっている。「人間関係」は，カウンセリングの本質と言ってもよいだろう。

　すなわち，カウンセリングは，「行動の変容を目指す人間関係」ということになる。

　では，具体的にカウンセリングはどのような手段を用いて行われるのだろうか。カウンセリングにはさまざまな種類がある。これらのカウンセリングに共通する手段が，「言語および非言語コミュニケーション」である。言葉のやりとりに加え，顔の表情，アイコンタクト，ジェスチャー，相手との距離のとり方など，言葉以外の要素を用いたやりとりを通して，行動の変容を起こしていくのである。

　ここで重要なのは，「コミュニケーション」のスキルは，学習が可能だという考え方である。

　この考え方に立つと，日常の人間関係が不得手であるということは，これまでにコミュニケーション・スキルを学習してこなかったか，あるいは不適切なやり方で学習してきたことが原因ということになる。適切にコミュニケーション・スキルを学習しさえすれば，日常の人間関係は改善できるのである。

　たとえば，患者とうまくかかわることができず，つい消極的になってしまい，適切な看護ケアを行うことができない看護師がいるとする。その場合，看護師に適切なコミュニケーション・スキルを身につけさせることで，問題の解決を図ることができる。消極的な性格を積極的な性格に変える必要はなく，あくまで，コミュニケーション・スキルの獲得を目指せばよいのである。

1.3 カウンセリングにおける基本的な言語コミュニケーション

1.3.1 受　容

　受容とは，具体的にはクライエントの話を「ええ，ええ」「そうですか」などと相槌を打ちながら，あるいは声には出さず軽くうなずきながら話を聴くことである。決して批判したりせず，クライエントを許容する雰囲気をつくり出すことが大切である。このように，無条件にクライエントの話に耳を傾けることを傾聴と呼ぶ。日常会話ではつい相手の話を途中でさえぎったりすることが多いが，傾聴することによって，相手に安心感を与え，良好な人間関係を築くことが可能になる。すなわち，親密に話し合える，信頼できる人間関係を形成することができるのである。

> **ラポール**
> このような親密に話し合える，信頼できる人間関係は「ラポール (rapport)」と呼ばれる。

1.3.2 繰り返し

繰り返しとは，単語や単文を繰り返すこと，あるいは「……ということですね」というように，クライエントの話を要約しながらクライエントに投げ返すことである。この場合，カウンセラーはクライエントの心を反射する鏡のような役割を果たすことになる。クライエントに対し，カウンセラーがきちんと話を聞いていることを了解させると同時に，自分の話した内容を自分自身で確認させることで，自己理解を促すことができる。

> **繰り返し**
> 繰り返しは「言い換え」とも呼ばれる。

1.3.3 明確化

明確化とは，クライエントがいまだ明確に意識化，あるいは言語化していないことを，カウンセラーが先取りしてクライエントに伝えることである。繰り返しと似ているが，クライエントの言葉をそのまま繰り返すのではなく，言葉になっていない部分を言語化して投げ返す点に違いがある。クライエントの自己理解を深めるとともに，自分の気持ちや言いたいことが受容してもらえたという満足感を与えることができる。

> **明確化**
> 明確化は「感情・意味の意識化」とも呼ばれる。

1.3.4 支　持

支持とは，「そういうときは本当につらいものですよね」「それは当然のことですよ」というように，クライエントの言動を肯定，承認することである。ただし，何の根拠もなく何に対してもつねに支持するということではない。支持するべきことと支持すべきでないこととは明確に区別する必要がある。

日常生活のなかで，人から支持される経験，肯定的な注目や関心を向けられたり，肯定的な言葉をかけられたりする経験は，残念ながらあまりないのが現実である。相手を認める言葉，暖かく見守る言葉といった，相手を心理的に安定させる言葉を選んで投げかけること，そして，後述するような非言語的表現の大切さを意識しながら笑顔で挨拶したりすること，このようなことが，信頼関係を築く第一歩となるのである。カウンセラーに支持されることでクライエントは，「自分に関心をもってもらえた」「自分の存在を認められた」という実感を得ることができ，気が楽になったり，自信がついたりするものである。

1.3.5 質　問

質問とは，クライエントの話で気になったり，わかりにくかったりした点を質問することである。リードとも呼ぶ。質問の仕方には以下の2通りがある。

1つは「……ですか」「……しましたか」というような，はい，いいえで答えられる質問（閉ざされた質問：closed question）であり，面接の導入部分や，口が重い人に対して用いるのに適している。もう1つは，「……についてはどうですか」というような，はい，いいえでは答えられない質問（開かれた質問：open question）であり，詳しく情報収集を行いたい場合に特に有効である。尋問されているという印象をクライエントに与えないという利点もある。

この2通りの質問を適度に織り混ぜながら用いることが重要である。質問することによって，クライエントの情報を入手できるばかりでなく，クライエン

> **質問**
> 質問は「リード」とも呼ばれる。
> 「この1週間，どのような気分になることが多かったですか？」のように，「適度に制約を設けた開かれた質問」も，効果的である。

ト自身にとっても曖昧な点をこちらから尋ねることで，自分の気持ちや考えを整理させることができる。

1.4　カウンセリングにおける基本的な非言語コミュニケーション

カウンセラーにとって，非言語コミュニケーションも重要である（表4-1）。田上（1990）によると，カウンセラーとクライエントの心理的関係によって2人の間の望ましい物理的距離が決まると同時に，逆に物理的距離のとり方によって2人の心理的関係も影響を受ける。

表4-1　基本的な非言語コミュニケーションの例（上地，1990より）

気になる態度 （次のような態度は，多分に会話を途切れさせ，沈滞させる）	コミュニケーションの非言語的様式	好ましい態度 （次のような態度は，相手に対する尊敬と受容を示しているので会話を促進する）
遠い，接近しすぎる	相手との距離	ほぼ腕の長さ
相手から離れる	身体の向きと動き	相手に向かう
うつ向き加減，硬い，背を反らし深くもたれて座る	姿勢	リラックス，注意集中的，前向きに軽くもたれて座る
欠落，無視，神経過敏	視線の交合	規則的
自分のやりかけた仕事を続けながら対応する，急ぐ	時間の共有	ただちに対応する，時間を共有する
相手の前へ足を伸ばす，相手との距離を保つために使う	両脚の位置（座ったとき）	両脚を前に揃えて心もち引く
障壁にする	家具（机など）の利用	お互いが寄り合うために共有する
感情との不一致，顔をしかめる，無表情	顔の表情	感情と一致，笑顔
言葉と相反する	ジェスチャー	言葉に合わす，慎み深い，スムーズ
露骨な，相手の気を散らすような	癖（無意識的）	なし，目立たない
大声，小声	声の大きさ（音量）	正確に聴き取れる
断続的な声，スローテンポでためらいがちな声	話し方（調子）	普通か多少ゆったりした
無気力，動きの鈍い，はずんだ，厚かましい	活力（エネルギー）	機敏な，長い会話中においても敏しょうさを失わない

たとえば初回面接時には，カウンセラーはまず視線をややそらし気味にすることによってクライエントの警戒感をやわらげることができる。その後，少しずつクライエントへ視線を投げかける回数を多くし，また時間を長くしていくことによって，自然にクライエントとの距離を縮めることができる。あるいは，面接の途中で話が重要な部分にさしかかったとき，カウンセラーが少し身を乗り出すことによって自然に親密さを増すことができる。

ここで注意しておきたいことは，どのような非言語的表現を行っているかに

ついて，人間は特に意識しないでいることが多いということである。また，非言語的表現はコミュニケーションにおいて，一般に考えられているよりもずっと大きなウェイトを占めているということである。

言葉はたしかに大切である。しかし言葉には限界があり言葉以外で伝わる部分が大きいのも事実である。これは，カウンセリングばかりでなく，看護ケアにおいても同様である。

最後に，非言語的コミュニケーションの訓練方法を紹介しておこう（上地，1990を参考）。

1　デモンストレーション

①指導者がカウンセラー役を演じ，実習生の一人にクライエント役を演じてもらう。その他の実習生は観察者として参加する。
②クライエント役の実習生は「カウンセリング実習へ参加しているその場における心境」について語る。
③カウンセラー役の指導者は好ましい態度を演じる（5分間）。次に，別のクライエント役の実習生を相手に，気になる態度を対照的に演じる（5分間）。
④実習生は表4-1の「基本的な非言語コミュニケーションの例」を参照しながら観察する。
⑤最後に，クライエント役と観察者の実習生が感想を述べ合う。

2　実習

①実習生の2人がペアを組み，2組（4人）で1チームを構成する。
②1組のペアがカウンセラー役とクライエント役を交互に演じ（5分間ずつ），他の1組はそれを観察する。
③クライエント役は，「カウンセリング実習へ参加しているその場における心境」について語る。カウンセラー役は，好ましい態度を演じるように努める。
④観察者として参加しているペアは，カウンセラー役の態度を，表4-1のコミュニケーションの非言語的様式の項目（相手との距離，身体の向きと動きなど）それぞれについて，「良い」「まあ良い」「多少気になる」「気になる」の4段階で評価する。
⑤1組のペアのロール・プレイが終わったら，他の組と交代し，同じ内容で繰り返し実施する（1組10分間，1チーム計20分間）。
⑥最後に，参加者全員がそれぞれの役割と観察者の立場から自由に感想を述べ合う。

2. カウンセリングの種類

藤里紘子

2.1 目的別分類

カウンセリングは，うつや不安といった心理的問題を抱えた個人の援助のみならず，そうした問題が生じるのを予防したり，問題が生じかけたとしても早期に対応したりといった，さまざまな目的で利用される。

2.1.1 開発的カウンセリング

開発的カウンセリング（developmental counseling）は，ブロッカー（D. H. Blocher）によって提唱されたカウンセリングの立場である。開発的カウンセリングは，治すことではなく，育てること，意欲を高めること，可能性を伸ばすことなどを目的として，あらゆる場面で，あらゆる人を対象に，問題があってもなくても行われる。それによって，将来的に不適応や問題が生じる可能性を減らすという予防的な意味合いだけでなく，個人が十分に能力を発揮し，成長し，自己実現に向かうことを援助するという，より積極的な意味合いも含んでいる。

看護師の養成課程において，自己理解や他者理解を促すためのエンカウンター・グループなどを取り入れている機関があるが，これは，看護学生に対する開発的カウンセリングととらえることができる。また，看護の現場で考えると，リハビリテーションを頑張っていたり，きちんと服薬を守っている患者に対して，看護師が「頑張っていますね」などと声をかけることも，開発的カウンセリングの例と言える。日常的なかかわりのなかで看護師が患者をよく観察している必要があり，そこで訪れたチャンスをいかに活かしていくかが問われる。

キャプラン（Caplan, 1964/邦訳, 1970）は，問題の発生そのものを予防する「第1次予防」，問題の早期発見・早期治療を目的とする「第2次予防」，すでに起きた問題への対処と再発予防を援助する「第3次予防」の3段階の予防的介入モデルを提案している。開発的カウンセリングは，第1次予防の考え方に対応するが，より開発的・成長促進的な要素が加わったものと考えられる。

2.1.2 予防的カウンセリング

予防的カウンセリングは，問題の徴候が見られる一部の人を対象に行われる。その目的は，問題の徴候の早期発見，早期援助であり，小さな徴候に気づき，大きな問題に発展するのを未然防止することである。

たとえば，教師が，普段と比べて元気のない学生に気づいて声をかけることや，看護師が，治療に対して不安を抱えていそうな患者の話を聞くことなどがあげられる。そうしたかかわりのなかで，場合によっては，より専門的な機関や援助者につなげることも，問題の未然防止のために重要である。

キャプランの分類では，問題の早期発見・早期治療を目的とする第2次予防にあたるだろう。

2.1.3 問題解決的カウンセリング

問題解決的カウンセリングは，問題を抱えた人を対象に，問題の解決・解消を目指して行われる。これは，人生の発達課題を解き損じたために生じている問題を解くことを援助するカウンセリング（國分留志，2001）と言われ，例として，進路・就職・結婚・子育てなど，期待と現状に差がある状況への対応があげられる（金山，2011）。たとえば，看護職の理想と現実とのギャップに苦しむ看護学生や新人看護師に対して，本人が問題を乗り越えられるように，指導者が援助することがあげられる。

2.1.4 治療的カウンセリング

治療的カウンセリングは，主に精神疾患などのために，生活に支障が生じている人を対象に，「治す」ことを目的として行われる。したがって，上記の3つのカウンセリングとは色合いが異なり，必ず専門家が行う必要がある。現時点で看護師が治療的カウンセリングを行うことは少ないが，精神的な問題を抱えた人に出会った際には，精神科などでの診察・治療を受けられるよう，つなげることが重要である。実際，身体症状を訴えて受診する人のなかには，精神疾患を併発している人もいる。

これは，キャプランの分類では，すでに起きた問題への対処と再発予防を援助する第3次予防にあたるだろう。

2.2　理論別分類

カウンセリングには，さまざまな理論が存在する。ここでは，認知行動論，自己理論，精神分析理論に基づくカウンセリングについて，その基本的な考え方を紹介する。これらカウンセリングは，その背景にある人間観，疾病観，治療観自体が異なっており，それに基づいて技法やかかわり方が異なってくる。

2.2.1 認知行動論

これまで，狭義で用いられた認知行動療法（cognitive behavioral therapy）は，近年では学習理論を基盤に発展してきた行動療法と情報処理理論を基盤に発展してきた認知療法の両方が含まれる広義としての認知／行動療法（cognitive and behavioral therapy）のなかで扱われるようになった。その理由には，認知療法，行動療法並びに認知行動療法で用いられる技法に重なりが多いことがある。ここでは，これらの療法を認知行動論的アプローチとしてまとめ，まず，認知療法や行動療法について概説し，そのうえで狭義の認知行動療法や第三世代の認知／行動療法について概説する。

(1) 認知療法

仕事で失敗して落ち込んだ，というとき，ふつう人は仕事で失敗したことが落ち込みの原因であると考える。しかし，ある人は，「次は失敗しないように頑張ろう」と考え，別の人は，「この仕事は自分には向いていない」と考える。後者の方が，落ち込みにつながりやすいことは，容易に推測できる。

このように，特定の状況下における個人の行動や感情は，その状況に対する認知（考え，意味づけ，解釈など）によって規定されるというのが，認知療法（cognitive therapy）の基本的な考え方である。認知療法は，1970年代に，うつ病に対する治療として，ベック（A. T. Beck）によって開発され，その後，うつ病や双極性障害をはじめとする気分障害はもちろんのこと，不安障害や身体表現性障害，ストレス関連障害，パーソナリティ障害，摂食障害，統合失調症などの精神疾患に対して，広く使用されるようになっている（大野，2010）。

認知療法で注目する認知は，その時々によって，自動的に浮かんでくる考えである「自動思考（automatic thought）」とそうした自動思考を生み出す，より中核的な信念である「スキーマ（schema）」の2つに分けられる。たとえば，「私は価値がない」というスキーマがある人は，仕事でミスをしたときには，「自分には働く資格がない」という自動思考が浮かぶかもしれないし，人から理不尽な扱いを受けたとしても，「自分が悪いに違いない」という自動思考が浮かぶかもしれない。

セラピストは，こうした自動思考がどのような状況で生じ，それがどのような結果（感情や行動）につながっているのか，また，それらの自動思考の背後にあるスキーマは何なのか，クライエントが自分で発見し，それらの認知を多面的に現実的に評価するのを援助する。そして，それらが，現実に即していない偏りすぎたものであり，クライエントにとって支障となっている場合は，認知を見直すことを助け，クライエントが苦痛を感じている気分・感情や行動上の問題を改善するのを援助する。認知療法は，ネガティブ思考をポジティブ思考に変えるものであると誤解されることがあるが，そうではない。クライエントの思考がネガティブなものであったとしても，それが現実に即していることもある。そのような場合は，そうした状況に対処できるようにクライエントを援助する。なお，バーンズ（Burns, 1989）は，落ち込みや不安などにつながりやすい10の思考のパターンを示しており，認知の偏りについて検討する際に参考になる（表4-2）。

認知療法の代表的な技法は，認知再構成法であるが，認知に介入するために，認知面からアプローチするだけでなく，行動面からアプローチすることも少なくない。認知が妥当なものか，実際に行動したり状況に向き合うことで検証する「行動実験」がその例である。

(2) 行動療法

行動療法（behavior therapy）では，人の行動は学習によって習得されると考える。観察・測定可能な客観的な行動を治療の対象とし，そうした行動の変容や消去あるいは新たな行動の学習を促すことで問題解決を図る。主にレスポンデント条件づけとオペラント条件づけの原理を臨床場面に適用することで発展してきた。ここでは，その基本的な原理について説明する。行動療法で用いられるさまざまな技法は，これらの原理の応用と言える。

①レスポンデント条件づけ

生得的に特定の反応（無条件反応）を生じさせる無条件刺激と，もとは何も反応を生じさせないニュートラルな刺激を時空間的に接近させて呈示すると，

表 4-2　うつや不安などにつながりやすい 10 の思考のパターン　(Burns, 1989 を参照に作成)

	説明	うつや不安につながる思考の例	より現実的な思考の例
全か無か思考 all-or-nothing thinking	白黒で考え，さまざまな濃さの灰色がない。	「100点じゃなければ0点と同じだ」	「100点じゃないけど90点とれた」
過度の一般化 over-generalization	思いどおりにいかないと，それを「いつも」とか「必ず」などの言葉を使って永遠に続くパターンとして一般化してしまう。	(試験に落ちて)「私はいつも失敗する。きっと次もダメに違いない」	「今回はうまくいかなくて残念だった。また頑張ろう」
心のフィルター mental filter	出来事のポジティブな面に目が向かず，ネガティブな面ばかりに注目する。その結果，すべてが悪いことのような気持ちになる。	(うまくできている部分がいくつもあるにもかかわらず)「あれもこれも失敗した。失敗だらけだ」	「失敗したところもあるけど，うまくできたこともある」
過大解釈と過小評価 magnification and minimization	悪い事柄の重要性や影響力を拡大評価し，良い事柄についてはその価値を過小評価する。	(叱られると)「自分はなんて無能な人間だ」 (褒められると)「お世辞だ」	「叱られないように次は注意しよう」 「自分の良い面を認めてもらえている」
感情的推論 emotional reasoning	自分の気持ちが現実を正しく映し出したものである，と決めつける。	「自信がないから，できるわけがない」	「自信はないけど，できるかどうかはやってみないとわからない」
マイナス化思考 disqualifying the positive	良いことや良くも悪くもない中立的なことを，すべてマイナスの方向に解釈する。	(友達に食事に誘われて)「他に誘う人がいなかったから仕方なく私を誘ったに違いない」	「一緒に食事に行きたいと思ってくれたんだな」
結論への飛躍 jumping to conclusions	a．読心術(mind reading)：確かな根拠もなしに，人の態度や言葉を悪い方に深読みする。 b．予期の誤り(the fortune teller error)：確かな根拠もなしに，ものごとが悪い方向にいくだろうと予想する。	(友達が挨拶を返してくれなかったら)「きっと嫌われている」 (仕事でミスをして)「そのうちきっとクビにされて，家族が路頭に迷うに違いない」	「他の事に気を取られていて聞こえなかったのかもしれない」 「ミスをしたことは事実だが，それだけでクビになるとは限らないし，たとえクビになったとしても次の仕事を探せばいい」
べき思考 should statements	「……すべき」「……しなければならない」と考え，そのとおりにならない現実に憤ったり，不安になったり罪悪感を感じたりする。	「頼まれたことはすべて引き受けるべき」	「頼まれたことをすべて引き受けられればより良い（が，できなくても仕方ない）」
レッテル貼り labeling and mislabeling	自分や他人の具体的な言動に言及せず，「自分(あの人)はこういう人間だ」と否定的なラベルを貼る。	(傷つく言葉を言われて)「あの人は思いやりのない人だ」	「あの人の○○という言葉には傷ついた」
個人化と非難 personalization and blame	良くない出来事について，すべて自分の責任だと考える。あるいは，自分の責任を認めず，他者を非難する。	同僚との関係がうまくいかないことに対して「自分がすべて悪いんだ」	「相性があるから，自分だけの責任ではない」

```
          【無条件刺激】              恐怖
             注射      ─────→ ┌──────────┐
          ┌──────────┐        │【無条件反応】│
   対呈示 ┤          │        ├──────────┤
          │【中性刺激→条件刺激】│ ─────→ │【条件反応】 │
             看護師     条件づけ└──────────┘
```

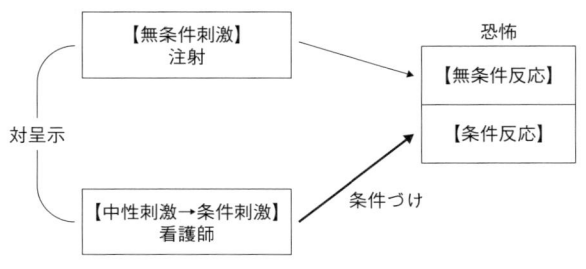

図 4-1 レスポンデント条件づけ

最初はニュートラルだった刺激だけで特定の反応（条件反応）が生じるようになる。このとき，ニュートラルな刺激が，特定の反応を引き起こす条件刺激となり，レスポンデント条件づけが成立する。たとえば，子どもが看護師に注射された経験によって，看護師を見るだけで恐怖を感じるようになる場合などである（図 4-1）。

レスポンデント条件づけ成立後，条件刺激に類似した別の刺激に対しても同じ条件反応が生じるようになることを般化と言う（上の例では，白っぽい服を着た人を見ると恐怖を感じる）。つまり，条件刺激がもつ性質をある程度もつ別の刺激に対しても，同様の条件反応が起こることを意味する。以前にパニック発作を起こした状況と似たような状況で発作が起こることがあるのは，般化の原理による。一方，特定の刺激（例：看護師のみ）でしか反応が生じないことを弁別と言う。

こうして成立した条件づけは，無条件刺激（例：注射）を伴わずに，条件刺激（例：看護師）だけを呈示し続けると，条件反応（例：恐怖）が徐々に弱まり最終的には反応がなくなる（看護師を見ても恐怖を感じなくなる）。これを消去と言う。消去を利用した代表的な治療方法は，恐怖症などに対するエクスポージャーである。

②オペラント条件づけ

レスポンデント条件づけは，先行する刺激によって反応がコントロールされる。多くの行動は，このように原因があって生じると考えられがちである。しかし，実はその逆で，結果によって，行動がコントロールされることが少なくない。

そのことを理解するために，まずは三項随伴性について理解する必要がある。三項随伴性とは，先行条件（antecedent：A），行動（behavior：B），結果（consequence：C）の連鎖のことを言う。つまり，どのような状況でどのような行動が起こり，それがどのような結果につながっているか，ということである。このように，行動を，行動の起こった前後（先行刺激と結果）と関連づけてみることで，その行動に何が影響を及ぼしているのか理解できるようになる。この関係性を明らかにする方法を，それぞれの頭文字をとって ABC 分析と言うことがある。

図 4-2 では，先行条件（看護師がいない）→行動（ナース・コールのボタンを押す）→結果（看護師がいる）という連鎖が起こっていることがわかる。ナース・コールのボタンを押すという行動は，看護師がいないから生じるので

```
看護師がいない  →  ナース・コールの  →  看護師がいる
                   ボタンを押す
   先行条件           行動              結果
```

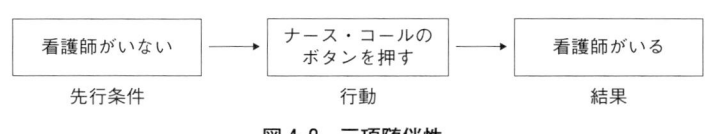

図 4-2　三項随伴性

はなく，ボタンを押すと看護師が来てくれることがわかっているからこそ生じる。

　このことを利用して，特定の行動に対して，望ましい結果（好子）や望ましくない結果（嫌子）を随伴させることで，その行動の自発頻度を変化させることを，オペラント条件づけと言う。このとき，特定の行動の結果により，その行動の自発頻度が増えることを強化，減ることを弱化と言う。行動の生起頻度に影響を与える基本的な方法としては，次の4つがあげられる（図4-3）。ここで重要なのは，その個人にとって何が好子や嫌子になるかは，その行動がもつ機能次第ということである。つまり，ある人にとっては好子となるものが，別の人にとっては嫌子となりうる。

　レスポンデント条件づけと同様に，オペラント条件づけでも般化が生じる。つまり，特定の状況下で特定の結果により強化あるいは弱化されてきた行動は，もとの状況と類似した状況でも強化あるいは弱化されるようになる。逆に，特定の行動が，特定の状況でのみ強化あるいは弱化されるとき，弁別の原理がはたらいていると言える。

　また，特定の行動の後に特定の結果が伴わないことで，その行動の自発頻度が減少することをオペラント消去と言う。上の例では，ナース・コールのボタンを押しても看護師が来てくれなければ，患者がボタンを押すという行動は減る。しかし，一時的にはなんとかして来てもらおうとナース・コールのボタンを押すという行動がエスカレートすることがある。これを消去バーストと言う。

	好子	
	【好子消失の弱化】 特定の行動の後に望ましい結果がなくなることで，その行動の自発頻度が減少すること。 例）看護師にちょっかいを出すと，部屋から出て行ってしまうため，ちょっかいを出さなくなる。	【好子出現の強化】 特定の行動の後に望ましい結果が起こることで，その行動の自発頻度が増大すること。 例）一人のときにナース・コールのボタンを押すと，看護師が来てくれるため，その後もボタンを押すようになる。
消失		出現
	【嫌子消失の強化】 特定の行動の後に望ましくない結果がなくなることで，その行動の自発頻度が増大すること。 例）薬を飲むと痛みがなくなるため，その後も痛みを感じたら薬を飲むようになる。	【嫌子出現の弱化】 特定の行動の後に望ましくない結果が起こることで，その行動の自発頻度が減少すること。 例）診察で痛みを訴えると，飲みたくない薬を増やされるため，痛みを訴えなくなる。
	嫌子	

図 4-3　行動の生起頻度を変える4つの方法

多くの場合，レスポンデント条件づけとオペラント条件づけによる学習は，複雑に絡み合っている。行動療法では，クライエントが抱える問題を，こうした条件づけ（の連鎖）によるものであるととらえ，学習の原理を利用することで，問題を解決していくことを目指す。

(3) 認知行動療法

クライエントにとって役に立たない不適応的な行動パターンや思考パターンを変容させることで，症状や問題の改善を促す治療法を認知行動療法（cognitive behavioral therapy：CBT）と言う。認知行動療法には，行動療法をベースに，そこで不足している点を補う形で発展してきた側面と，認知療法が行動技法を取り入れて狭義の認知行動療法として発展してきた側面の2つがある（熊野，2012）。

認知行動療法では，問題の原因を知ることはあまり重要ではない。むしろ，維持因が重要であり，それを変えるように働きかける。クライエントは，過去の出来事による被害者ではなく，自分自身の問題に関する専門家であり，今ここで問題に対処できる主体とみなされる。セラピストは，治療初期は，治療の原則をクライエントに教育するという積極的な役割を担うが，治療が進むにつれ，クライエントが独立していくことが期待される。

行動療法と認知療法では，直接働きかけようとする側面（行動か認知か）は異なるにしろ，いずれも，認知，行動，感情，身体の各側面が相互に影響すると考える。認知行動療法は，行動や認知を変えることで，それと関連する感情が変化することが，認知行動療法の中核と言える。

なお，認知行動療法は，世界的に最も多く用いられ，そのエビデンスも蓄積されている。また，医療現場でも広く用いられている。後述のコミュニケーション・スキル獲得訓練も認知行動療法の技法の一つである。

(4) 第3世代の認知行動療法

近年は，認知の機能を重視し，マインドフルネスとアクセプタンスという治療要素を重視する第3世代の認知行動療法が注目されている（熊野，2012）。マインドフルネスとは，現在の瞬間瞬間の体験（思考，感情，身体感覚，環境など）に好奇心をもって注意を向け，その体験を良いとか悪いとか価値判断せずにあるがままにただ気づいていく心の状態を言う。一方のアクセプタンスとは，体験を変えたり回避したりしようとせず，そこにとどまり，十分に体験することを言う。第3世代の認知行動療法には，アクセプタンス＆コミットメント・セラピー（acceptance and commitment therapy：ACT），マインドフルネス認知療法（mindfulness-based cognitive therapy：MBCT），弁証法的行動療法（dialectical behavior therapy：DBT）などが含まれる。詳細は，熊野（2012）を参照されたい。

2.2.2　自己理論：来談者（クライエント）中心療法

来談者中心療法（client-centered therapy）は，1940年代にロジャーズ（C. R. Rogers）によって提唱された。来談者中心療法の人間観は，人間には，本

来，能力を発揮したり，成長や健康・適応へと向かう傾向（実現傾向）が備わっているというものである。適切な環境下では，人はこの方向へ導かれる。したがって，来談者中心療法では，クライエントが，この自然なプロセスを進むことができるように援助する。

(1) 自己理論

来談者中心療法の主要理論の1つは，自己理論（self-theory）と呼ばれるパーソナリティ理論である（Rogers, 1951）。何らかの経験が生じると，それは自己概念（自分の性格や能力などについての考えと，それに結びついた価値観）に取り込まれるか，自己概念と関係がないとみなされ無視されるか，あるいは自己概念と矛盾するため自分のものであると認められないかのいずれかとなる。来談者中心療法における心理的不適応とは，人が重要な経験に気づくことを否認し，その結果，そうした経験が認識されずに，自己概念に取り込まれないとき（自己不一致が大きいとき）に生じる。このような状況では，心理的緊張が生じる。たとえば，私は優しくて親切な看護師だという自己概念をもっていると，患者の理不尽な言動に腹が立ったにもかかわらず，自分の感情を認められず，患者に対して逆に申し訳なく感じたり，そのような感情を感じた自分自身を責めるといったことが起こりうる。自分はこうあるべきである，こうあらねばならないといった条件が多いほど，実際の体験との間で不一致が生じることが多くなる。一方，心理的適応は，自己概念が，経験の全体を自己概念に取り入れることができるとき（自己一致の状態が大きいとき）に存在する（図4-4）。

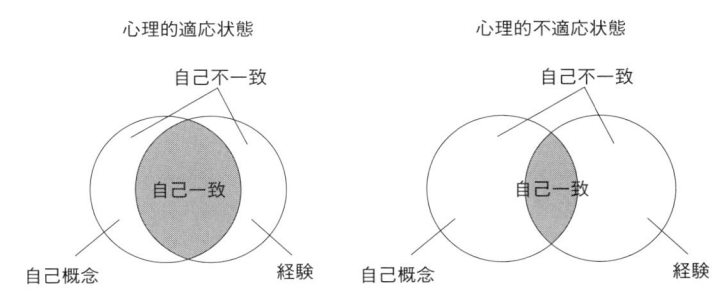

図4-4 自己理論による心理的適応・不適応状態

自己概念にとって脅威がない条件下では，自己概念と一致しない体験がしだいに認知され，検討され，自己概念に取り入れられ，自己概念は修正されていく。そのため，来談者中心療法では，クライエントが心理的適応に近づくことができるような治療環境を提供することが最も重視される。

(2) 治療の6条件

もう1つの主要理論が治療の6条件である（Rogers, 1957）。これは，治療によってパーソナリティの変化が生じるための必要十分条件である。
①2人の人間（セラピストとクライエント）が心理的接触をもつこと。
②クライエントは経験と自己概念が一致せず，傷つきやすく，不安な状態に

あること。
　③セラピストは，治療関係のなかで自己一致していること。
　④セラピストは，クライエントを無条件に受容し尊重していること。
　⑤セラピストは，クライエントを共感的に理解しており，この経験をクライエントに伝えようと努めていること。
　⑥セラピストの共感的理解と無条件の受容が，最低限クライエントに伝わっていること。

　このうち，③は「（セラピストの）自己一致」，④は「無条件の受容」，⑤は「共感的理解」と呼ばれ，来談者中心療法においてセラピストがもつべき態度，あるいは中核条件として重視されるようになった。

　自己一致は，誠実性や純粋性とも言われるもので，セラピストが，自身の感情や考えといった今ここでの体験に対して防衛的にならず，オープンである態度を言う（Rogers, 1961）。セラピストは，治療関係における自身の体験やクライエントに対する感情や考えに気づき，たとえそれが望ましくないものであっても，ありのまま認めるのである。

　無条件の受容は，無条件の肯定的配慮や積極的関心とも言われる。セラピストは，クライエントのもつ価値観や考え方が自分のものとは違ったとしても，クライエントを一人の人間としてありのままに受容する。これは，「もし……だったら」や「この点に関しては」といった条件つきの受容ではない。ただし，暴力や犯罪など，倫理的に受け入れられない場合もあるだろう。このような場合，ロジャーズは，クライエントの行為そのものは受容されるべきではないが，その人の過去や生い立ちを考えるとそういった行為に走らざるをえなかったのだろうと，クライエントの内的体験を理解する立場をとる（Rogers, 1967）。

　共感的理解は，クライエントの体験を，「あたかも」クライエントのように理解し，それを伝えることを意味する。クライエントの話を聴くなかで，セラピスト自身の感情や考えも喚起されるだろうが，それには気づいたうえでいったん脇に置く。そして，クライエントの感じていること，考えていることをありのまま，しかし巻き込まれることなく，受け止めようとする。あるいは，この状況で，このクライエントであれば，このように考え，感じるだろうというように推測して伝える。

　このような治療を通して，クライエントの自己概念と経験の不一致，そしてそれに伴う感情が意識化されるようになる。クライエントは，経験を同化しながら自己概念を再構成し始め，次第に自己概念と経験が一致するようになることで，適応へと向かうことができる（Rogers, 1959）。

2.2.3　精神分析理論：精神分析的心理療法

　精神分析的心理療法は，オーストリアの精神科医であったフロイト（S. Freud）によって創始された精神分析を基本とし，その理論の流れをくむ心理療法の総称である。主要な心理療法理論の多くは，精神分析にある程度影響されていると同時に，その反動としての特徴ももっている（古宮，2001）。

(1) 精神分析的視点

精神分析的視点は，北山（2005）によると以下の3点に集約される。

1つ目は，無意識を認める，ということである。心配や心の傷を意識すると，現実の生活に適応しにくくなるため，それらは心の隅や奥にしまいこまれ，時に抑圧されたり無意識化されたりする。しかし，心配や心の傷は，心の隅に追いやられても多くの言動を決定している。それが，気がついていないが，人間を動かす無意識の領域である。

2つ目は，無意識を言葉で取り扱う，ということである。精神分析の臨床では，言葉はカタルシスや洞察のために必要とされ，さらに忘れられた過去の再構成の道具でもある。セラピストとクライエントは，クライエントの過去からの人生物語を読みながら，これを紡ぎ，また考えて語り直す。

3つ目は，過去からの反復に注目する，ということである。私たちは，幼い頃，心の柔らかいうちに書き込まれた台本を，その後も無意識に相手役を変えながら繰り返すという「過去からの反復」が癖になっている。それは，特に情緒的に濃厚な関係になると顔を出しやすい。この反復をとらえ，これを叩き台として言葉で描き出す作業が，セラピストの営みの第一歩となる。病歴，生活史を聴きながら，過去の親子関係，最近の重要人物との関係，そして「今ここ」のセラピストとの関係で，同じことが起こっていることがわかれば，それはクライエントの心の台本を理解する際のかなり重要な叩き台となる。たとえば，幼い頃，親に対して自分の意見を言うと拒絶されることを経験してきたクライエントは，セラピストとの関係においても自分の意見を言わず，従順に従おうとすることがある。こうした台本の反復が生活に支障があるくらいに問題であったり，反復が不幸につながるなら，これは語って，描写し，考え直さねばならない。

以下，こうした精神分析的視点を理解するためにポイントとなる事柄について解説する。

(2) 心の構造

フロイトは，心をエス，自我，超自我という3つの側面からとらえた。

①エス（Es：イド（id）ともいう）：人間の本能的欲求・衝動（リビドー）と過去の経験が詰まっている場所。そこから食欲，性欲，感情などが発生する。エスの唯一の目的は欲求の即時充足である。

②自我（ego）：エス，超自我，現実の要求を受け調整しようとする。エスの衝動を無意識領域に留めておくために，防衛を行う。

③超自我（super-ego）：道徳観，良心などを所持する心の領域。どうあるべきかを個人に命令し，それに背けば罪悪感によって罰する。

上記のような心の台本を，「エスでは……したいが（衝動），超自我がそれを見て……になるのが嫌で（不安），自我が……する（防衛）」と心の構造を用いて言葉で表わすことができる（北山，2005）。

(3) 自我防衛機制

耐え難い不安を呼び起こすようなエスの衝動が意識領域に入るのを避けるために，自我によって，ほぼ無意識的に行われる方策である。主要なものについて，表4-3に示した。

表 4-3　代表的な防衛機制（小島・鈴木・福森, 2012 より）

防衛機制	内容
抑　　圧	受け容れがたい感情，記憶，考えを意識にのぼらせないようにする
置き換え	本当はある人に対してもっている感情や欲求を，別の人に移し替える
投　　影	自分の感情や欲求が自分の中にあると認めず，他者のものとみなす
反動形成	受け容れがたい感情や欲求が出てきたとき，それと逆の感情や欲求を感じる
否　　認	現実の出来事を現実として受け容れない
知 性 化	ものごとを知的なレベルで理解・処理しようとすることで，感情との直面を避ける
昇　　華	性的・攻撃的欲求などを社会に認められやすいかたち（芸術やスポーツ）で満たす

(4) 治療抵抗

治療抵抗とは，治療が進むことをクライエントが無意識に拒否することを言う。それは，ある種の感情や考えをセラピストに話さない，治療に遅刻する，キャンセルするといった行動として現われる。一般的には，無意識が意識化されることへの不安や恐怖から生じると考えられている。治療抵抗は，クライエントの問題が何かを示すサインと言える。

(5) 転移と逆転移

転移とは，重要な人物に対する感情，考え，衝動，行動などを，別の人物へと向けることを言う。治療関係では，クライエントが，親に対する感情をセラピストに向ける場合などがその例である。私たちが他人に対して抱く反応はすべて，現実的反応と転移反応との混合である（Greenson, 1987）。

一方，逆転移とは，セラピストがクライエントに対してもつさまざまな感情を言う。セラピストにそうした感情を起こさせるクライエント側の要因があることもあれば，セラピスト自身の問題がクライエントを通して現われることもある。教育分析などによって後者の影響を減らしておけば，逆転移は，クライエントの対人関係のパターンを知るための有益な資料となる。

過去の台本が現在の治療関係に転移し，現在のセラピストを相手にして展開する，その分析と理解が転移分析であり，これが精神分析の中心的な営みである（北山, 2005）。

教育分析
援助者自身が，分析を受けること。その目的は，治療に影響を与えうる自分自身の無意識の葛藤や抑圧されている問題などを理解することである。

3．カウンセリングの技法

藤里紘子

3.1 カウンセリングのプロセス

　カウンセリングがどのようなプロセスを経て進んでいくのか，ということについては，実際には，理論やクライエントの問題などによって大きく異なる。ここでは，イーガン（Egan, 1986/邦訳，1998）の援助モデルを参考に，対人援助にかかわる人が広く活用しやすい基本的な援助のモデルを示した。その際，ブラマーとマクドナルド（Brammer & MacDonald, 2003/邦訳，2011）や堀越・野村（2012）も適宜参照した。このような援助モデルを参考にしたカウンセリングプロセスは，看護師が患者の問題解決を支援するプロセスとも共通する。若干，看護で用いられる表現とは異なることもあるが，それぞれの経験に照らし合わせながら，読んでいくことを勧める。

　なお，以下で説明するプロセスは，必ずしも①から⑤へと直線的に進むということではなく，クライエントの状況などによって変化する。

3.1.1　第１段階：信頼関係を構築する

　この段階では，相談に訪れたクライエントが安心して自身の問題を打ち明けられるような関係を構築する。クライエントは援助を希望していても，自身の問題や弱みを開示することに不安や抵抗を感じることがある。また，クライエントは自身の問題を十分に理解しているとは限らない。このため，信頼できる援助者とのかかわりを通して，クライエントは自分の問題に向き合ったり，問題が何なのかを探索したりできるようになることが必要である。

　信頼関係を築くためには，初期の段階で，クライエントが「わかってもらえた」と感じ，「この援助者と一緒に問題に取り組んでみてもよいかもしれない」と思える体験ができることが重要である。そのために，援助者はクライエントがどのようにその問題を体験しているのか，クライエントの立場から理解しようとして話を聴き，理解したことを言語的・非言語的に伝える必要がある。特に重要なのはクライエントの感情に寄り添うことである。これには，クライエントが表現した感情を伝え返すことや，表現されていない感情を推測して伝えることが含まれる。後者は，手術を控え，「本当にうまくいくのだろうか……」とうつむき加減で力なく話すクライエントに対して，「不安ですね」と返すのがその例である。

　クライエント自身は不安だとは言っていないが，表情や言葉の調子，感情に関する知識などをもとに，援助者は推測して感情を返す。このようなときに援助者は感情の意味（表4-4）を知っておくと，クライエントの体験と感情を関連付けて推測しやすい。このようにして援助者がクライエントに返した言葉に対して，多くの場合，クライエントが自分のことはわかってもらえたと思えれば，「そうなんです」といった肯定的な反応が返ってくる。一方であまりわかってもらえたと思えなければ，「でも」や「そうなんですけど……」といった反応が頻繁に返ってくるので，そのような場合はクライエントとのかかわり

表 4-4 感情の意味 (堀越・野村, 2012 より)

感情	その背後にあるもの，感情の意味
悲しみ	何か大切なものを失う（健康を失う，失恋，愛するものを亡くす，仕事を失う，評判を落とす，夢や目標を果たせない，など）
空しい	自分で選んでいない，意味を感じない
不安	心配，未知のもの，何か悪いことが起きそう，コントロールできない
恐怖	何か危険が迫っている
怒り	自分を守る感情：自分の領域が侵されている，自分が不当に扱われている，自分が利用されている
いらいら	こんなはずではない，現実が自分の希望と合致しない，いつも自分の領分を侵されている，いつも不当に扱われている
恥ずかしい	自分だけで秘めておきたいのに，他の人がそのことを知ったら面目がなくなる
罪責感	自分が悪いことをした
絶望	いま抱えている問題が永遠に続き，好転しないと確信している
孤独	ひとりぼっちで愛情をもらえない，気にかけてもらえない
驚き	予想外のことが起こった
喜び	大切なものが手元にある

を援助者は見直す必要があるのかもしれない。

　クライエントが援助者から共感的に受け入れられたという体験以外にも，援助者がクライエントとともに積極的に問題解決に取り組み，クライエントが援助を求めることに何らかのメリットがあると思えれば，クライエントと援助者の信頼関係は築ける。いずれにしても大切なことは，クライエントの援助に役立つような関係を築くことであり，その関係を築いた先を見据えてクライエントとかかわっていくことが重要である。

　なお，クライエントとの関係構築は，特に初期段階において重要であるが，その後の段階でも継続・発展させていくことが必要である。

3.1.2　第 2 段階：問題を明確化する

　この段階では，クライエントが，自身の問題に気づき，言語化できるように援助する。援助者は，クライエントの話を聴き，質問や要約をすることで，クライエントが取り組みたいと思っている問題が何なのか探索し，言語化することを助ける。その際，何があったのかという出来事や，困っている状況だけではなく，それに対するクライエントの考え，感情，具体的な行動，あるいは，クライエントが利用できる資源などについても明らかにする。同一の出来事や状況でも，人によってそのとらえ方や感情反応，対処行動は異なり，それが問題の発現や維持に大きく影響する。クライエントが自分自身や他者，まわりの世界を別の角度から眺めるのを助けることも，援助者の重要な役割である。こうした過程を通して，クライエントは，何を変えていけばよいのか，自分で気づくようになっていく。

　時には，クライエントが自身の問題に向き合えないことがある。その場合，まず，援助者自身が，クライエントの抵抗を引き起こしていたり，問題の明確

化を妨げたりしていないかを検討する。たとえば、援助者の威圧的な態度によってクライエントが自分の弱みを見せることができないときがある。次に、援助者は、クライエント側の要因を検討する。たとえば、クライエントは、これまで問題に向き合わないことで、つらい感情を避け、なんとか対処してきたのかもしれない。いずれにしても、そのようなクライエントの状態に気づけない援助者は、クライエントを問題に真剣に取り組めない人ととらえてしまうこともある。

　通常、クライエントが問題に向き合えないときには、援助者かクライエントかのどちらか一方に原因があるということは少ない。このため、これらの要因をさまざまな角度から検討する必要がある。そして、必要に応じて、援助者は、クライエントについて考えていることや感じていることを率直に表現し、問題の直面化を行う。このときに、援助者とクライエントとの間に信頼関係が確立されていなければ、直面化はクライエントを脅かし、より防衛的にさせる危険性がある。

3.1.3　第3段階：目標設定を援助する

　この段階では、クライエントが、問題に対して何を目標とするのかを考えられるように援助する。つまり、クライエントが、この問題が改善されたらどのようになるのか、今とは違う新しい状況を思い描けるよう援助する。

　目標を設定する際には、①手段ではなく、成果について述べていること（到達点がわかっているか？）、②具体的であること（何を行うのかはっきりしているか？）、③測定あるいは実証できること（変化を確認できるか？）、④現実的であること（実現可能なことか？）、⑤適切であること（問題の解決に貢献するか？）、⑥クライエント自身の目標であること（誰かをコントロールするものではないか？）、⑦クライエントの価値観と一致していること（価値観に反するものではないか？）、⑧期限を設定すること（いつまでに達成するかが決まっているか？）が大切である。たとえば、第2段階で、クライエントは会社で同僚とあまりかかわることができず寂しさを感じていることが明らかになったとする。この場合、「同僚ともっとかかわる」という目標は①～⑧に当てはめるとどうだろうか。一方、「今週中に、今まで話したことのないAさんに挨拶する」という目標はどうだろうか。④、⑤、⑦はいずれにしろクライエントに確認する必要があるが、少なくとも後者の方が、何を行うのかがはっきりしており、話しかけたかどうかが確認でき、期限も決まっていることがわかる。

　いくつかの目標がある場合は、クライエントがその成果を予測したり、検討したりすることを援助し、優先順位を決めるよう促す。目標は、あまり大きすぎるものではなく、クライエントが少し努力すれば達成できる程度のものであることが望ましい。大きな目標がある場合は、スモールステップで進める。やれた、という体験を通してクライエントの自己効力感を高めることが、特に初期の段階では重要である。何よりも大切なことは、クライエント自身が最終的に目標を決め、選択の責任をもつことである。

3.1.4　第4段階：計画を実行するのを援助する

　この段階では，第3段階で設定した目標を達成するために，クライエントが計画を実行できるように援助する。援助者はクライエントと協力して，目標を達成するための方法を幅広く考え，そのなかから，クライエントの必要性，好み，能力に最も合ったものを選ぶよう援助する。さらに，選んだ方法をもとに，どの順番で何を行うか，それにどのくらいの時間をかけるかなど，具体的な実行計画を立てる。

　計画を検討する際には，予想される障害，あるいは実行の妨げとなる抵抗についても話し合い，対策を立てたうえで臨むことが必要である。また，計画を継続するのにどのような資源が利用できるかについて共有しておくことも重要である。これらは，目標への道筋を具体化し，さまざまな可能性をあらかじめ検討しておくことになるので，クライエントの準備性と動機づけを高めることに役立つ。

　目標達成に必要なスキルがクライエントに不足している場合は，事前にそれらのスキルを身につけることを援助する。先の例で言えば，どのようなタイミングで挨拶するのか想定したり，挨拶内容を考えたりして，不足しているスキルをロールプレイで学ぶことである。

　計画の実行は，クライエントが計画を一度実行して終わり，というわけではなく，目標の達成に向けて得られた結果を踏まえ，次の計画を立て，また実行して，ということを繰り返していくプロセスである。このプロセスにおいて，目標達成を意図するだけではなく，その体験を通してクライエントが何かを学ぶことにも意義がある。先の例では，Aさんが実際に挨拶できたり，できなかったりした体験を通して，体験しなければわからないことに気づくことである。

3.1.5　第5段階：終結

　この段階では，クライエントと援助者の援助関係を終了させる。通常は，初期に目指した目標がある程度達成された時点で，クライエントと援助者の合意によって，カウンセリングを終結する。しかし，時に，クライエントが早い時期の終結を望んだり，その反対に援助の必要性がなくても終結を望まなかったりすることがある。また，援助者もクライエントと別れることに抵抗があり，引き留めてしまったり，クライエントとの関係を早く終わらせたくて，終結を急いでしまったりすることがある。このような事態はいずれもクライエントの利益に反する。こうしたことが生じないようにするためには，援助者自身が終結についてどのように感じているか，明確にしておく必要がある。

　終結はクライエントと話し合ったうえで時期を決め，その時期に向けて作業していく。終結が近づいたら，援助過程を振り返り，学んだこと，役に立ったこと，変化したこと，残っている課題などについて話し合う。また，終結に対する気持ちについても尋ねるとよい。そして，学んだことを最大限に活かして，終結後も変化を維持し，課題に取り組むことができるための長期的な計画を立てる。援助過程の最大の目的は，クライエントが，援助者がいなくてもやっていけるようになるよう援助することである。

3.2 カウンセリング技法の訓練：マイクロカウンセリング

ここでは，どのようなカウンセリング技法を用いてクライエントとかかわっていくのか，また，そのための訓練プログラムであるマイクロカウンセリングとはどのような技法なのかについて解説する。普段，自分自身がどのような技法を用いているのか，振り返りながら読むことを勧める。ここで紹介する技法は意識して学ぶことでいくらでも身につけることができる。

3.2.1 マイクロカウンセリング：マイクロ技法

マイクロカウンセリングは，マイクロ技法と呼ばれるカウンセリングの基本的な技法を一つひとつ習得させ，技法を徐々に積み上げることで，最終的にはさまざまな技法を自由自在に使って面接を行えるようにしていくものである（玉瀬，2011）。アイビイ（A. E. Ivey）によって開発された。マイクロカウンセリングは，特定の心理療法の理論に基づいているのではなく，さまざまな理

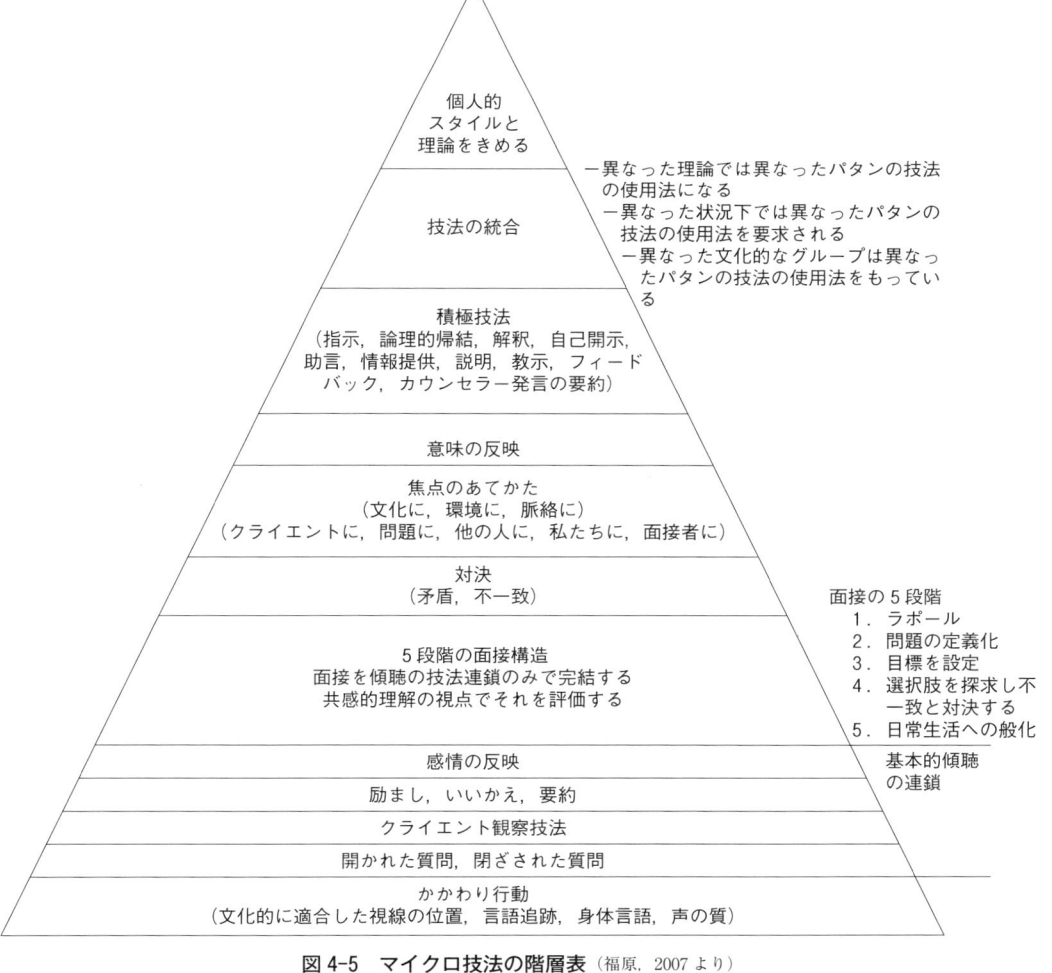

図 4-5 マイクロ技法の階層表（福原，2007 より）

ピラミッド（下から上へ）：
- かかわり行動（文化的に適合した視線の位置，言語追跡，身体言語，声の質）
- 開かれた質問，閉ざされた質問
- クライエント観察技法
- 励まし，いいかえ，要約
- 感情の反映
- 5段階の面接構造：面接を傾聴の技法連鎖のみで完結する／共感的理解の視点でそれを評価する
- 対決（矛盾，不一致）
- 焦点のあてかた（文化に，環境に，脈絡に）（クライエントに，問題に，他の人に，私たちに，面接者に）
- 意味の反映
- 積極技法（指示，論理的帰結，解釈，自己開示，助言，情報提供，説明，教示，フィードバック，カウンセラー発言の要約）
- 技法の統合
- 個人的スタイルと理論をきめる

右側注記：
- 異なった理論では異なったパタンの技法の使用法になる
- 異なった状況下では異なったパタンの技法の使用法を要求される
- 異なった文化的なグループは異なったパタンの技法の使用法をもっている

面接の5段階
1. ラポール
2. 問題の定義化
3. 目標を設定
4. 選択肢を探求し不一致と対決する
5. 日常生活への般化

基本的傾聴の連鎖

論の壁を越えて共通するスキル，しかも観察可能な行動に着目し，それを基本的なものから統合的なものへと段階的に階層化している（金沢，2007）。また，マイクロカウンセリングはカウンセリングや心理療法の領域にとどまらず，多くの人間関係の場，たとえば企業や学校，福祉施設，病院などのあらゆる場面で人間関係の改善やコミュニケーションの促進に役立つものとして取り入れられている（福原，2007）。

アイビイは，カウンセリングや心理療法に共通する技法としてマイクロ技法を構造化し，「マイクロ技法の階層表」という枠組みを作り上げた（図4-5）。マイクロ技法は，大別すると，「基本的かかわり技法」「積極的技法」「技法の統合」がある。ここでは，階層表の下段から，「基本的かかわり技法」と「積極的技法」の各技法を取り上げ，説明する。詳細は，原典である福原・椙山・國分・楡木（1985），福原（2007），玉瀬（2011）などを参照されたい。各技法の練習方法についても紹介されており，非常に参考になる。また，マイクロカウンセリングは，視聴覚教材も多いため，実際に見て学ぶことをお勧めする。

3.2.2　基本的かかわり技法

基本的かかわり技法は，かかわり行動と基本的傾聴の連鎖（開かれた質問・閉ざされた質問，クライエント観察技法，励まし・いいかえ・要約，感情の反映）によって構成されている。

①かかわり行動

「かかわり行動」とは，すべての技法の土台となる技法である。かかわり行動は，相手への関心を示し，相手の言うことに注意を向けていることを示すものであり，主に言葉以外の手がかりによって伝達される。具体的には，視線の合わせ方，身体言語（姿勢や表情），声の調子（話すスピードや声のトーン），言語的追跡（クライエントの話についていくこと）の4つが含まれる。カウンセラーが関心をもって聴いてくれていると感じることで，クライエントは，自分の体験したことや思いを安心して語ることができるようになる。かかわり行動は，文化や性別などによって意味が異なることに注意が必要である。

②開かれた質問と閉ざされた質問

「開かれた質問」とは，その質問に対する答えが限定されていないものである。「どんな」「どうして」「どのように」などの質問を指す。「閉ざされた質問」とは，答えの範囲が限定されているものである。「はい」「いいえ」や，1語か2語で答えられるような質問を指す。「閉ざされた質問」に比べ「開かれた質問」は具体的に話すことを求められるので答えるのが難しいことがある。答えにくそうな場合は，聞きたい内容は同じでも「閉ざされた質問」にすれば答えられることもあるので，切り替えることも必要である。「閉ざされた質問」は，聴き手の意図が現れやすく，聴き手の側の情報収集的なものになりやすい。

このような質問技法は，クライエントの話にしっかりついていき，クライエントのストーリーをさらに引き出すために用いられる。質問技法を習得すると，カウンセラーはクライエントが自分の問題について話したり，自己探求したりすることを助けることができる。

③クライエント観察技法

クライエントを観察する技法である。この技法を習得すると，質問に対するクライエントの応答の言葉と表情・態度との間の矛盾点や変化に気づくことができる。また，カウンセラーとクライエントとのコミュニケーションにおいて「今，ここ」で起きていることへの手がかりを得ることができるようになる。

④励まし・いいかえ・要約

「励まし」とは，カウンセラーがクライエントに話を続けるように言語的，非言語的に励ますことである。具体的には，カウンセラーがクライエントの話に適度に相槌を打ったり，うなずいたり，キーワードを繰り返したりすることである。このことでクライエントは安心して自分の気持ちや考えを探求したり，表現したりすることができる。

「いいかえ」とは，クライエントの言葉を，カウンセラーが自分の言葉に置き換えて表現することである。これは，クライエントが話そうとしたことと同等もしくはそれ以上に的確に表現される必要がある。また，話の全体を，クライエントの語りの本質やキーワードなどの短い言葉で的確に表現する。このときに，「要するに」などと言って一般化しすぎてしまったり，具体的な1つの事実だけに焦点をあてたりして全体のバランスを崩さないようにすることが大切である。

「要約」とは，カウンセラーがクライエントの話の内容をまとめ，クライエントに確認することである。適切に要約するためには，それ以前の「励まし」や「いいかえ」で十分な材料を準備することが必要である。このような「要約」は適宜行うことでクライエントの思考を整理したり，カウンセラーとクライエントが事実内容を共有したりすることに役立つ。このような要約はセッション終了時のまとめや開始時の振り返りにも用いられる。

「いいかえ」や「要約」は，いずれもクライエントが体験している事実内容を明確にしていることであり，クライエントから，「そうです」「その通りです」「私が言いたかったことはそういうことです」というような言葉が返ってくることが必要である。

⑤感情の反映

感情の反映とは，クライエントが語った内容の背後にある言語化されない本質的な感情を注意深く観察し，クライエントにフィードバックすることである。また，そのことでクライエントが自身に生じている感情を意識化できることである。このため，カウンセラーは感情に関する語彙を増やし，訓練を積むことが必要である。「感情の反映」は，非常に難しい技法であるが，クライエントの"今，ここ"での感情が明らかになり，その感情に働きかけられるので，有効な支援となる。

⑥5段階の面接構造

基本的かかわり技法を適宜組み合わせて，効果的な面接を行えるようにすることを，基本的かかわり（傾聴）技法の連鎖と言う。基本的かかわり技法の連鎖だけで，5段階の面接構造を構成することが可能である。

5段階の面接構造
ラポール（信頼関係）の形成，問題の定義化，目標の設定，選択肢の探求と不一致との対決，日常生活への般化の5段階である。

3.2.3 積極的技法
①対決（直面化）

「対決」とは，クライエントの態度，考え，行動などの不一致・矛盾を見出し指摘することで，クライエントがそれらに向き合っていくことを助ける技法である。たとえば，就職したいと言いながら，何も行動を起こさないような場合にその矛盾を指摘し，問題に直面させることである。この技法は，タイミングや表現の仕方が難しく，ともすると状況を悪化させてしまう危険性もある。信頼関係を築いたうえで，支持的な姿勢で行うことが重要である。

②焦点のあてかた

カウンセラーがさまざまな方向から焦点をあてて聴いていくことで，クライエントが問題に関する多くの事実に気づくよう促すことができる。焦点の対象となるものは，クライエント，カウンセラー，私たち（カウンセラーとクライエント），他の人，問題，文化的・環境的内容などである。カウンセラーが焦点をあてる側面がどれかによって，クライエントが次に何を話すかが決まってくる。

③意味の反映

同じ出来事でも，人によってとらえ方は異なる。「意味の反映」は，クライエントの感情，思考，行動に隠された意味を見出すために用いられる。「それはあなたにとってどういう意味がありますか？」などの質問を用いて，クライエントがもっている価値観や起こった出来事の意味を探索することを促し，クライエントによって表現された意味の核心部分を言い換える。

3.2.4 狭義の積極技法
①指示

「指示」とはカウンセラーがクライエントにどのような行動をとってほしいかを明確に示すことである。明確で具体的な納得のいく指示であれば，クライエントが行動を起こす助けとなる。

②論理的帰結

「論理的帰結」とはクライエントの行動によって起こりうる良い結果，悪い結果の両方について考えるよう促すことである。それにより，クライエントは自分の行動の結果に気づき，将来に向かって必要な選択をするよう励まされる。

③解釈

「解釈」とはクライエントの状況に対する新たな観点を与えることである。クライエントは自らの状況を別な観点から見たり，別な枠組みからストーリーを再構築することを促される。それが適切な表現であり，クライエントがそれを受け入れることができれば，問題の進展につながる。

④自己開示

「自己開示」とはカウンセラーが自分の考えや経験などをクライエントに伝えることである。これは，クライエントの自己開示を促す。また，クライエントとの関係を対等なものとし，信頼関係を深めるのに役立つ。カウンセラーが，クライエントの行動変容のためのよいモデルとなることもある。

⑤助言・情報提供・説明・教示

クライエントにカウンセラーの考えや情報を伝えることである。クライエン

トが新しい助言や情報に目を向けることを促す。
⑥フィードバック
　カウンセラーあるいは第3者がクライエントをどう見ているかという資料を与えることである。その際，クライエントの肯定的資質に焦点を合わせると効果的である。これは，クライエントの自己探求を促す。
⑦カウンセラー発言の要約
　面接中にカウンセラーがコメントしたことをクライエントに要約して伝えることである。クライエントは言われたことを整理して頭に入れ，より理解できるようになる。

　以上の技法を習得したうえで，折衷的に用いることができるようになると，技法の統合の域に達したと言える。また，それらを土台として，個人的な援助スタイルと理論を決めていく。
　これらの技法は，カウンセリングの段階やクライエントの特性や発達に応じて，目標とねらいをもって意図的に選択し，統合的に活用していくことが重要である。

3.3　狭義のカウンセリング

　ここでは，カウンセリングの実際についてイメージしてもらえるよう事例を紹介する。カウンセリングの方法は，自分自身で試みるか専門家に依頼するか，対象が個人かグループかなどによってさまざまである。今回はカウンセラーの援助を受けた事例である。

3.3.1　事例概要：受持患者への対応に悩む新人看護師Aさん

　Aさんは，20代女性の新人看護師である。まだまだ仕事に慣れず，大変な日々を過ごしている。そのなかでも，特に受持の入院患者Bさんにどのようにかかわればいいのか悩んでいる。Bさんは50代男性であり，交通事故に遭い入院中である。Aさんの悩みは，Bさんから部屋が寒い，食事がまずいなどと愚痴をこぼされる，ナース・コールで呼ばれて行くと，来るのが遅いと怒られるといったことである。そのため，AさんはBさんの病室に行くことがストレスになっている。家に帰ると，一日の疲れがどっと出て，好きなこともできず，ただ食事をして寝る，という生活である。その日にあった嫌なことが浮かんできてしまい，落ち込むこともある。休日は，仕事の疲れをとらねばと思い，遅くまで寝て過ごしているため，外出することも減ってしまった。

3.3.2　面　　接

　今回，Aさんは近隣の大学のなかにある心理相談センターで相談することにした。まず，Aさんは，初回に受理（インテーク）面接を受けた。この面接はAさんのカウンセリングを引き受けるかどうかを判断するためのものである。Aさんは相談したい内容を説明し，引き受けられると判断されれば，時間，場所，回数，料金，保証される内容などの説明を受け，契約が行われ

る。

　初回の受理面接の結果，Aさんはややうつ傾向にあり，認知療法による支援が検討された。このため，次からは認知行動療法を専門とするカウンセラーが担当し，継続面接を行うことになった。担当カウンセラーはAさんとの信頼関係を築き，Aさんの状態をアセスメントするために初回面接の結果を参考に，さらに情報収集を行った。

3.3.3　アセスメント：見立て

　人によって体験した出来事に対する反応はさまざまである。このため，Aさんがどのような体験をしているのかをアセスメントによって理解する必要がある。アセスメントの枠組みは，どのようなアプローチを用いるのかによっても異なる。たとえば認知行動療法のアセスメントとして，パデスキーとムーニー（Padesky & Mooney, 1990）による人間の認知，情動，行動，生理の4つの機能の相互関係を中心とした臨床フォーミュレーションに内山（2008）がこれらの機能に関連する神経，学習，代表的な対応技法を加えたフォーミュレーションが参考になる。

　本事例のアセスメントでは，人間の4つの機能の相互関係に着目し，感情的な反応が生じるきっかけと，それに対する認知，行動，感情（情動），身体（生理）面の反応を整理し，構造化した。整理するときには，Aさん自身に紙面を使って書き出すように依頼した。書き出すことは，「外在化」と言い，自分自身に起きていることを客観的に見る助けとなる。認知は体験に対するAさんの受け止め方や信念などである。感情は怒り，悲しみ，不安，恐怖，喜び，嫌悪などである。感情に関しては，それぞれの感情の強さを評定する。100がこれ以上ないほど強く感じていること，0がまったく感じていないことを表す。行動は客観的に観察が可能な動作である。生理反応は各種神経系の作用によって生じる身体反応である。

　Aさんの状態は次の通りである。なお，その状態は図4-6に示した。

　カウンセラーは，Aさんと，「Bさんに，ナース・コールで呼びだされてすぐに病室に行ったが，『来るのが遅い』と怒られた」という出来事についてアセスメントを行うことにした。その結果，Aさんは，Bさんに怒られると心臓がどきどきする，掌に汗をかく，顔がひきつるといった身体反応が起こり，最初は「すぐに来たのに，怒るなんてひどい」とイライラするが，すぐに，「看護師なのだから，患者さんにイライラしてはいけない」「私がのろまだからいけないんだ」「私は看護師に向いていない」などと考えはじめ，罪悪感を感じたり，悲しくなったり落ち込んだりすることがわかった。そして，Aさんは，うつむいたまま，小さな声で「すみません」と謝ること，それによって，Bさんはさらに怒り出すという悪循環が生じていることが明らかになった。この例で，「私は看護師に向いていない」という「考え」が，悲しみや落ち込みといった「感情」に影響したり，そうした感情が小さな声で謝るという「行動」に影響するように，4つの側面は互いに影響を与え合っていることが明らかになった。もし，Aさんがイライラしたままだったとしたら，どなるような声で謝っていたかもしれない。また，その謝り方がBさんをさらに怒らせると

```
                    【感情】
                  イライラ  30
                  罪悪感    70
                  悲しみ    40
                  落ち込み  60

【きっかけ】        【認知】                    【行動】
Bさんに、ナース・   「すぐに来たのに、怒るなんて    うつむいたまま、小さな声で
コールで呼びださ    ひどい」                    「すみません」と謝る
れてすぐに病室に    「看護師なのだから、患者さん
行ったが、「来るの  にイライラしてはいけない」
が遅い」と怒られ
た。

                    【身体感覚】
                  心臓がどきどきする
                  掌に汗をかく
                  顔がひきつる
```

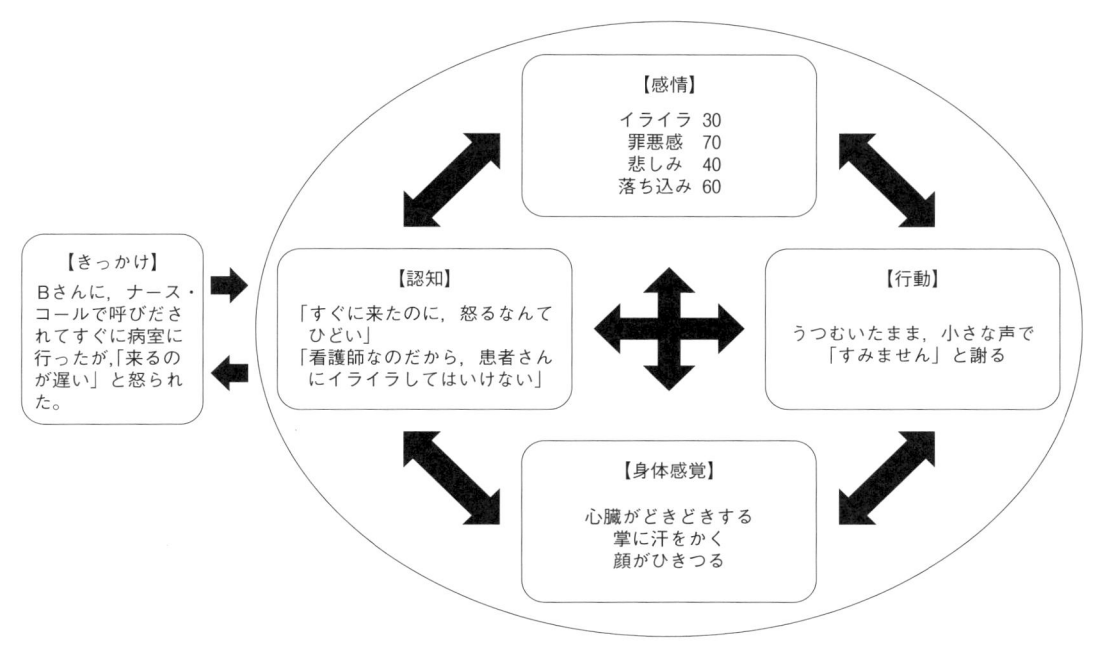

図4-6　Aさんのアセスメント結果

いうように、4つの側面は、状況にも影響を与える。

このように、自分自身の体験について外在化し、4つの側面からとらえてみるだけでも、状況が整理でき、気持ちが落ち着くことがある。また、このような見方を続けることで、自分を客観的に見る癖がつき、悪循環に陥りはじめていることにいち早く気づけるようになる。

3.3.4　援助：認知へのアプローチ（認知再構成法）

上記の4側面のうち、変えられるのはどれだろうか。Bさんが怒らないようになってくれればよいが、他人を変えることは難しい。また、勝手に生じてくるAさんの感情や身体反応を変えることも困難である。そこで、カウンセラーは、Aさんと話し合い、Aさんの認知あるいは行動にアプローチすることで、感情や身体反応への悪影響を弱めることにした。

Aさんにとって、最も落ち込みにつながっている考えは、「私は看護師に向いていない」というものだった。そして、その考えには、「看護師なのだから、患者さんにイライラしてはいけない」という考えが大きく影響しているようだった。そこで、この考えについて、認知再構成法を試してみることにした。認知再構成法とは、元の考えとは異なる別の考えができないかを検討し、それらを総合的に考えて、よりもっともらしい、あるいは、その人にとって役立つ考えを導く方法である。別の考えについて検討する際に、

①証拠探し：その思考が正しいことを示す証拠と、正しくないことを示す証拠を探す。

②別の視点：友人や家族など、大切な人が自分と同じ状況にいたら、何と声をかけるか考えてみる。

③行動実験：その考えが本当に正しいか，実際に行動して検証してみる。
　④調査：他の人に，自分のその考えについてどう思うか聞いてみる。
　⑤メリット：そう考えることにメリットがあるか考える。
といった方法を用いることができる。

　認知再構成法の目的は，ネガティブ思考をポジティブ思考に変えることではない。1つの側面からだけではなく，さまざまな側面からものごとを見る習慣をつけ，状況に照らして，より現実的な思考ができるよう，思考の柔軟性を高めることである。

　カウンセラーの助言を受けてAさんは，まず，証拠探しと調査を兼ねて，「看護師なのだから，イライラしてはいけない」という考えについて，先輩看護師に聞いてみることにした。その結果，多くの人がイライラした経験があると答えた。患者とのかかわりが上手で尊敬している先輩看護師も同じであった。Aさんは，この先輩が看護師に向いていない訳がないと考えた。これらの調査結果は，これまでの自分の考えが正しくないことを示す証拠となった。また，Aさんは別の視点でも考えてみた。妹が，自分と同じ状況だったら，と考えてみたところ，「そんな怒られ方をしたら，イライラしない方がおかしいよ」と声をかけるだろうと思った。感情は直接変えられないことも思い出し，イライラしてはいけないと考えることにはメリットがないことにも気づいた。

　これらのことを踏まえて，Aさんは，「イライラすることと，それを患者さんにぶつけることは別のことだ。イライラしても，それをコントロールできることが看護師としては大切なことかもしれない」と考えられるようになり，気持ちが楽になった（イライラ20，罪悪感20，悲しみ10，落ち込み10）。また，Bさんとの接し方について，もう一度冷静に考えてみることにした。

　このようにして，Aさんは，自身の認知を再構成することで，Bさんとの関わり方，関わりによって生じていた不快な感情や身体反応の悪循環を徐々に改善できるようになった。そして，Aさんのカウンセリングは終結した。

　このように，認知再構成法では，考えがどのように変わったか，という内容そのものよりも，それによって，もとの悪循環がどのように変わるか，に注意を向けることが大切である。

　このような認知にアプローチする方法の他にも，落ち込みやすいときに，「やる気がないから行動しない」のではなく，「行動することがやる気につながる」という発想のもと，自分にとって価値のある行動をとり，それが気分に与える影響を学習していく行動活性化という方法もある。詳細は，アディスとマーテル（Addis & Martell, 2004/邦訳, 2012）などを参照されたい。

　ここでは，受持患者への対応に悩む新人看護師Aさんへのカウンセリングのプロセスや技法について紹介した。このようなカウンセリングは患者の心理をアセスメントしたり，心理的支援をしたりするときにも役立てることができる。また，看護師自身の精神的健康を守るためにも有効な方法である。日々の生活のなかでカウンセリングについての経験を重ね，より柔軟に活用できるように身につけていただきたい。

第Ⅱ部

実 践 編

5章 人間関係を築くための基礎的なコミュニケーション・スキル

　ここでは，看護ケアにおけるコミュニケーションの目標，特徴を知り，看護ケア場面でケア対象との人間関係を築くための基礎的なコミュニケーション・スキルについて学ぼう。

1．看護ケアにおけるコミュニケーションの目標

伊藤まゆみ

　看護師には，個々の対象の生き方を尊重した健康支援が求められている。このようなケアの目的に対して，コミュニケーションの目標には，次のことが考えられる。
　①対象と感情や思考が行き交うような人間関係を築くことができる。
　②対象の生活の様子を聴くことで，心身の健康状態や生き方を理解できる。
　③対象が生活するうえで問題を意識化し，支援ニーズを言語化できる。
　④対象の状態やニーズに応じた支援を行うために対象とケア目標を設定したり，支援内容を協議したりできる。
　⑤対象のケアに関係するチーム医療の構成員と人間関係を構築し，情報交換や連携・調整を行うことで，効果的なケアが検討できる。
　このような目標を達成することで，ケア対象の生き方への意思に気づくことができ，彼らの生き方を尊重した健康支援が効果的に実施できるであろう。

2．看護ケアにおけるコミュニケーションの特徴

伊藤まゆみ

　看護ケアにおけるコミュニケーションの目標を達成するためには，ケア場面でのコミュニケーションの特徴を理解し，対処することが必要である。
　さまざまな人を対象とするヒューマン・ケアにおいて，ケア対象を理解したり支援したりするうえで，コミュニケーションが必要な手段であることは共通する。看護ケアもヒューマン・ケアである。そのケアの内容，ケア場面の状況，ケア対象の状況においてコミュニケーションには次の特徴がある。

(1) 看護師が専門用語を用いることで，対象は情報の受信や解読がしにくい

　看護師は，看護学以外にも，医学，薬学，栄養学，心理学などの専用用語を使用し，医療チームの構成員とコミュニケーションを行ったり，記録をしたりしている。このような専門用語を患者に伝えるときには，患者が理解できる言葉や資料に変えて（適切な媒体による記号化），患者に伝えなければ（情報送信），患者は看護師の言葉を聞きとり（受信），理解すること（解読）は難しい。なぜならば，コミュニケーションにおける情報の送受信において，受信者はすべての刺激を受信するわけではなく，選択的に受診するために，耳慣れない言葉は刺激として留まらないことがあるからである。

　このような状況は，看護師ばかりではなく，医療全体におけるコミュニケーションの問題でもある。看護師をはじめとして多くの医療者は，患者に対してわかりやすい言葉で伝える努力をしているが，その一方で専門用語を平易な言葉に置き換えることで対象への病状説明が一般化しやすく，病状説明として内容不足になることがある。

(2) 対象と看護師との健康に関する情報は質と量ともに偏りがある

　看護師はケア対象の健康状態を理解し，ケアするために，看護や医学や薬理学などの関連領域も含めて多くの専門的な知識を学習する。そのような知識によって，看護師は患者の病名から，病気に至った成因，病態，治療，今後の生活管理について理解したり，予測したりすることができる。一方，患者は病名を聞いても看護師のように理解したり，予測したりすることは難しい。そのような違いが生じるのは，看護師と患者とで病気に対する情報の量や質に違いがあるからである。

　今日，医療において，患者は検査を受けても，医師を経由しなければ自身の検査結果を知ることはできない状況がある。このような状況において，医師が検査結果について適切な説明をしなければ，患者は自身の検査結果を十分に理解することもできない。このような状況に対して，医療機関によっては患者に血液検査の結果を紙面で渡すなどの工夫をしているが，患者自身が知識をつけ，積極的に理解しようとしなければ，医療者と患者との情報に関する差はそう簡単には埋まらない。一方，看護師は電子カルテの普及もあって，患者の検査結果を容易に知ることができるようになった。

(3) 看護師が対象に提供できる情報には制約がある

　患者の診療に関わる情報は原則として医師から患者に伝えられる。しかし，患者の健康状態や慣習的な状況も加わって，看護師が患者に検査結果などの情報を伝えることもある。たとえば，糖尿病患者が簡易的な方法で血糖測定した場合は，その結果を看護師がその場で伝え，血糖のコントロールについて情報を提供することができる。一方，患者が「がん」などの悪性疾患であると，看護師が患者の検査結果や状態がわかっていても，医師と相談しなければ，看護師から患者に情報を伝えることはできにくい。さらに，がん末期患者であれば，病状や生命予後に関する情報を正確に伝えていないことも多く，看護師は

患者の知らない真実を知っていることも多い。看護師は，患者の検査結果から多くの健康に関する情報を得て，その状態をアセスメントできたとしても，それらの結果を患者に伝え，患者と協議するためには，それ以前に医師との情報伝達に関する連携が必要である。

(4) 対象と看護師は対等な関係が成立しにくい

すでに述べたようにケア対象に比べ看護師は健康に関する情報量が多い。また，対象と看護師は支援を受けるか，支援するかという立場においても違いがある。さらに，対象が支援を受ける内容は健康に関することであり，その支援を受けなければ生活が成り立たなかったり，生命が危険にさらされたりすることである。このような状況では，支援を受ける側の対象は弱者となりやすく，両者の間では対等な関係が成立しにくい状況がある。

(5) 対象は健康障害によってコミュニケーションの過程に支障が生じる

コミュニケーションには，情報の送信，記号化，受信，解読化という構成要素がある。それらの要素は対人間では相互に循環することで，コミュニケーションの機能を果たすという過程がある。しかし，このようなコミュニケーションの過程は，健康障害の影響を受け，うまく循環しないことがある。たとえば，脳の高次機能障害では，適切な意味言語が表現できなかったり，理解できなかったりする。精神障害では，受信した情報の処理過程において認知の歪みが生じやすい。感覚器の機能低下のある高齢者では，情報の受信がますます困難となり，その結果，送信にも影響する。終末期患者では，体力の低下により，声の大きさ，身体動作などが維持できずに，メッセージを適切に表現できにくくなる。

看護師は，上述の看護ケアにおけるコミュニケーションの特徴を理解することで，自身のコミュニケーションが患者にどのように影響しているのかを知ることが必要である。さらに，このようなコミュニケーションの特徴に対して，看護師が患者と人間関係を築くためには，どのようなことに注意すればよいのかを理解することが必要である。

3．人間関係を築くうえでの前提

金子多喜子

3.1 自己理解と他者理解

私たちはコミュニケーションによって自己理解や他者理解をしている。対人コミュニケーションでは相手に情報を送信するだけではなく，その情報の送信による相手の反応を観察することで，自身の情報送信に対する評価も行っている。そして，その評価は，コミュニケーションの目標を達成するために次の情報の送信に役立てられる。このような過程において，自身のコミュニケーションの状態だけではなく，そのコミュニケーションに影響を与えている自分の認知や情動に気づくことがある。このような気づきこそが，自己や他者とのコ

ミュニケーションを見直し，相互理解や人間関係の構築に影響する。

　人間関係を築くためのコミュニケーション・スキルは，ややもすれば，あるテクニックを使い，コミュニケーションをすることのように思われがちである。しかし，最も大切なことは対象と向き合い，本音で語りたいという思いがあるかどうかである。コミュニケーションの過程において，自身の内面で生じている思いや感情とは異なる意味内容を対象に伝えても，そのような伝達の矛盾は表情などのチャネルに現われ，相手に違和感を抱かせる。また，看護師が対象と人間関係を築く過程では，看護師は対象の影響を受けて，対象は看護師の影響を受けて，お互いが自己理解や他者理解のために自身の認識を変化させることが必要である。つまり，看護師が対象と人間関係を築きたいと思えば，素直な表現を心がけ，相互作用のなかでお互いの認識を柔軟に変化させ，お互いに理解しようとする姿勢が必要である。

　看護師と対象との関係形成において，お互いに理解するためには，看護師も対象も自分の状態を開示することが必要である。また，それぞれが自分の状態を開示するためには，自身のことがある程度理解されていることが必要である。ルフトとインガム（Luft & Ingham, 1955）は，人の心を自分が知っているか，知らないか，他人が知っているか，知らないかで4つの窓があるとし，その窓をジョハリの窓（Johari window）と命名した（図5-1, 柳原, 1980）。

	自分が知っている	自分が知らない
他人が知っている	Ⅰ 開かれた窓 open window	Ⅱ 気づかない窓 blind window
他人が知らない	Ⅲ 隠された窓 hidden window	Ⅳ 暗黒の窓 dark window

図5-1　ジョハリの窓（柳原, 1980 一部改変）

　第1の窓は，自分も知っており，他人も知っているから「開かれた窓」である。この窓は，コミュニケーションを通してお互いを理解すること大きくなる。第2の窓は，他人は知っているが自分は知らないから「気づかない窓」である。私たちは自分が理解している自分と他人が理解している自分では違いがあることがある。第3の窓は，自分は知っているが他人は知らないから「隠された窓」である。私たちはすべてを他人に伝えているわけではなく，隠していることもある。第4の窓は，自分も他人も知らないから「暗黒の窓」である。私たちの過去の体験の記憶を抑圧しているにもかかわらず，そのことが自身の知覚や欲求などに影響することがある。

　私たちは，コミュニケーションを通して，自分が気づいていなかった自分のことを他人から指摘されれば，「気づかない窓」は，「開かれた窓」になる。また，隠していたことを徐々に自己開示ができれば，「隠された窓」は，「開かれた窓」になる。さらに，「暗黒の窓」も，相互理解が深まり，自分の認知や感

情の深層が明らかになれば,そのことを言語化できるようになるので,「開かれた窓」になる。看護師が対象と人間関係を築く過程では,4つの窓のなかで,「開かれた窓」が大きくなり,相互理解が進むことが不可欠である。

3.2 自己開示

対象と看護師とが相互に理解するためには,それぞれに自己開示をすることが必要である。自己開示(self-disclosure)とは,自分の考え,価値観,感情など自分に関する情報を言語によって相手に伝える行為である。自己開示は,アルトマンとテイラーの社会的浸透理論(social penetration theory; Altman & Taylor, 1973)によって,対人関係の親密さに重要な役割を果たすことが明らかにされている。この理論によれば,関係が築かれた初期では,お互いは表面的で限定的な話題を交換するだけであるが,次第に個人的な情報やパーソナリティの話題が交換され,その話題の種類や領域も拡大される。

看護ケア場面では,看護師はケア対象と初対面であっても,職務上,健康状態から家庭の状況まで多岐にわたる質問をする。その質問は,入院した患者であれば,看護記録に必要な質問項目に沿って行われる。このような質問に対して患者が答えたからといって,親密な関係が構築されるかというとそうとは限らない。看護師の質問に対象が表面的に答えるということより,対象が伝えたい情報を看護師が共感的に聴くことの方が親密さは促進される。それは看護師から質問攻めにあったか,話を聴いてもらえたかという対象の認識においても違いがわかる。

看護師の質問に対して,対象が積極的に本音を伝えるような自己開示を促進するためには,看護師はあなたに生き方を尊重した支援をしたいので,具体的にあなたの生活を知りたいというメッセージを伝えたり,看護師自身の状況も語ったりすることが必要である。相手がどのような人かわからない状況では,人は怖くて本音を伝えることはできない。つまり,看護師と患者共に,「あなたのことを知りたい,私のことを理解してもらいたい」というメッセージと共に,お互いの情報を開示できたときに,両者の親密さは進展し,人間関係を築くことができる。

3.3 知覚の影響を知る

『心理学辞典』(1993)によれば,知覚とは生活体が受容器を通して,まわりの世界や自分自身の内部で起こっていることから生じる刺激を受容し,それに基づいて,外界の事物や出来事,自分自身の状態などについて直接知ること,またはその過程である。このような知覚は,情報の受信や解読化に影響し,そのことが人間関係の構築を阻害することがある。

3.3.1 情報を歪めるステレオタイプと優先される受信情報

印象を歪める心理過程には,ステレオタイプ(stereotype)と呼ばれる認知がある。ステレオタイプとは,人々を分けるカテゴリー(人種や性別など)に

結びつき，そのカテゴリーに含まれる人が共通してもっていると信じられている特徴のことである（上瀬，2002）。たとえば，初めて訪れた病院の外来で，または入院した病棟で，患者が最初に出会った看護師の印象を強くもち，その後の異なる看護師に対しても「この病院の看護師は」「この病棟の看護師は」と職業や出会いの場所など共通点を見出し，限られた情報から性格特性と関連づけて認識した場合，ステレオタイプに評価していることになるだろう。

また，看護師も在院日数が減少するなかで患者の入退院が繰り返され，個々の患者の理解のため，同じ疾患だから，同じ年齢だから，同じ性別だからと，限られた情報をこれまで出会った同様の患者と関連づけステレオタイプに認識することもままあるだろう。これらのことは，あらゆる多くの情報を効率的に処理するために行われることであり，すべてが問題となるわけでない。

しかし，認識のスピードが増す半面，その認識が歪んだ関連づけやカテゴリー分けによって得られる場合があることを十分理解しておくことが必要である。さらに，いったんステレオタイプが形成された後には，対人感情における歪んだ解釈と同様に，自分の考えに一致する情報を選択的に知覚したり記憶したりするため，ステレオタイプの認知はより強固なものになっていく。

ところで，図 5-2 は反転図形として有名な「若い婦人と老婆」である。反転図形は，見る者がさまざまなレベルで視点を流動的に切り替え，それら複数の視点のうちのどれを選択するか，また個人の記憶などと結びつき，意味が付与されることによって図形の見方が決定されるなど諸説ある。

さて，あなたにはこの図形が若い婦人が見えているだろうか。それとも，老婆が見えているだろうか。一方の人が見えていると，他方の人は見えない。兎にも角にも，同じ図形が，人によって，そのときによって，見方によって，婦人にも老婆にも見えるということがある。婦人の顎筋は，老婆の鼻にもなるということだ。

このように考えると，私たちが日頃見聞きしていることは本当なのだろうかと，疑いたくなるだろう。また，この本当とは何か，真実は人の数ほどあるとも言われるのだ。

ここにコミュニケーションの意義がある。情報は単に一方向的に伝達されるだけでは意思の疎通は図れず，相互に交わされる過程を通して，互いの認識が共有される。なぜなら，自分が発信した意味内容で情報が正しく受信されているか，また受信した意味内容で情報が発信されたか確認する必要がある。私たちは，自分の聞きたくないものや見たくないものよりも，聞きたいものや見たいものを優先して受信する傾向にある。私たちは，つねに意識的に，または無意識に自分の価値観で情報を取捨選択しているのだ。

3.3.2 第一印象の影響

他者の外見や言動に関するさまざまな情報をもとに，相手の性格や行動を予測して内面を推論する過程を対人

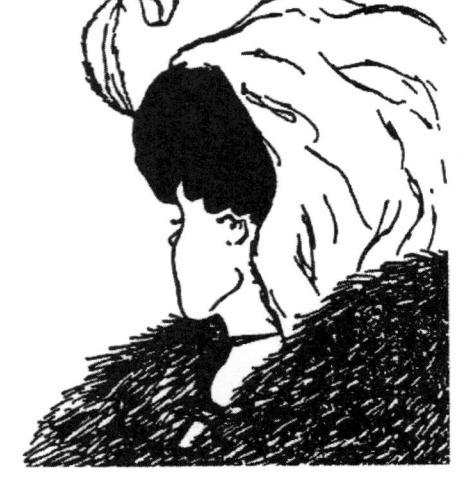

図 5-2 若い婦人と老婆（Hill, 1930）

認知（person perception）と言う。第一印象は対人認知の枠組みとして重要な役割をもつが，すべての情報を公平に評価して第一印象を形成しているわけではないため，事実と異なる認識もまま見られる。

アッシュ（Asch, 1946）は，対人認知の印象形成における提示順序の実験研究を行った。その実験では，ある人物の説明として6つの形容詞からなるリストを実験参加者に与え，それらの形容詞をすべて保有する人物の印象評価をさせた。実験参加者は2群に分かれ，Aグループには「聡明な」「勤勉な」「衝動的」「批判的」「頑固な」「嫉妬深い」という順番で情報を与えた。一方，Bグループには，「嫉妬深い」「頑固な」「批判的」「衝動的」「勤勉な」「聡明な」という順番で情報を与えた。この結果，与えられる情報内容は同じであるにもかかわらず，Aグループの方がBグループよりも良い印象をもった。提示される順番において，最初に与えられた情報が印象全体の枠組みを形成し，その後の情報はその枠組みと矛盾しないように歪められていた。このように，人の印象形成において，最初に与えられた情報が大きな影響をもつことを初頭効果（primary effect）と言う。初頭効果によって一般に望ましいとされる性格特性が初めに与えられるAグループはBグループよりも，その人物を好ましいと判断したものと考えられた。

また，対人感情の形成過程における「第一印象」でも，否定的対人感情はその後のその人物についての情報を否定的に歪めて解釈しやすく（竹村・高木, 1990），否定的対人感情は持続時間が長く，安定した感情となりうることが指摘されており（吉川, 1989），対人感情の枠組みにおいても第一印象は重要となる。

つまり，第一印象は事実と異なる認識である可能性を秘めながら，その第一印象の枠組みによってその後の情報は歪められ，さらにその第一印象における否定的対人感情は持続するのだ。なんと，影響力のある「第一印象」だろうか。私たちはこの第一印象のもちえる影響を理解していることが必要である。そして，看護師自身が患者に与える第一印象をコントロールするとともに，看護師が認識する患者の第一印象について，俯瞰して受け取ることが重要となる。

3.4 コミュニケーションの注意点

3.4.1 受信情報の矛盾の真意を探る：患者理解のカギを見落とすな

患者の心身の健康を維持・増進または予防するためには，現時点で患者がどのような状態にあるのか把握する必要があるだろう。患者理解のためには情報が欠かせない。情報はあらゆるコミュニケーション・チャネルより伝達される。たとえば，「体調はいかがですか？」との問いに「……」と無言の返答もあるだろう。看護学生の場合，「患者さんに問いかけても何も答えてくれない。情報がない」とつぶやくこともしばしばある。しかし，情報は言語的なものばかりではないことは，日常生活においても誰もが経験していることであろう。非言語的な情報は貴重な看護情報となる。つまり，ここでは問いかけに答えず沈黙が続くこと自体が情報となるのだ。

また，一方で矛盾した情報の伝達も多くみられるだろう。看護師の声かけに対し，「痛くありません。大丈夫です」と言いながら足をさすり，ため息をつくなどもある。こうした場面においても，看護学生は「大丈夫と言われていたので問題はないと思います」などと報告をする。しかし，看護師は「本当に？大丈夫なのかしら？」と言語情報と非言語情報の矛盾に，違和感をもつだろう。この矛盾こそ患者理解のカギである。

人間は複雑怪奇な生き物である。苦しくなくても苦しいと言ってみたり，本当に苦しくても大丈夫と言ってみたりする。この矛盾した表現そのものが情報であることを見逃してはならない。

3.4.2　発信情報を統一する：目は口ほどにものを言う？

コミュニケーションは情報を伝達するだけでなく，その行為そのものが情緒的交流となりうる。一般的に言語的コミュニケーションは情報伝達に優位にはたらき，非言語的コミュニケーションは情緒的交流が優位になると考えられる。電子メールを使用したコミュニケーションにおいて，絵文字やスタンプなどが用いられる過程には，言語による情報だけでは情緒的情報が読みとれず，不安になるためだと考えられる。それゆえ，送り手も受け手も文字情報だけでなく顔文字を使用した感情情報を送受信して理解を高めようとしている。

米国心理学者のアルバート・メラビアン（A. Mehrabian）は，直接的な対面のコミュニケーションにおいて，言葉情報と，声の調子やトーンによる聴覚情報と，ボディランゲージの視覚情報の3つの要素が，異なる意味情報を発信したときに，人はどの要素を優先して情報を受け取るかという実験研究を行った。その結果，言語情報7％，聴覚情報38％，視覚情報55％となり，異なる情報のなかで視覚情報を優先して判断することが明らかになった。これがいわゆる「メラビアンの法則」（Mehrabian, 1971）である。しかし，この実験でとりあげた伝達情報は，「好意」や「嫌悪」の情緒的情報であった。ゆえに，この実験から言えることは，情緒的情報を伝達する場合において，伝達要素による異なる情報が伝えられた場合は，視覚情報，聴覚情報，言語情報の順に情報内容を優先的に理解していることがわかる。こうしたことからも，自分の意図する情報を正しく伝達するためには，多くのコミュニケーション・チャネルによる伝達情報を統一することが重要であると言えるだろう。

「目は口ほどにものを言う」ということわざは，目は口で言うのと同じくらい，人の気持ちを相手に伝えることができるということであるが，このようなことわざは日本でのみ言われていることではなく，"The eyes have one language everywhere.（目はどこででも通じる一つの言語をもっている）"と英国のことわざにもある。目の表情に代表される非言語的コミュニケーション（non-verbal communication）は，非意図的で意識される程度が低い場合もある。つまり，無意識にふてくされた顔で「納得できない」との非言語的メッセージを伝えながら，言語的には「わかりました」と言っていても，相手にはわかったように見えないだろう。時に，学生とのやりとりのなかで見られる光景である。また，「いつでも声をかけてくださいね」と言いながらも，患者とは目も合わすことなくそそくさと病室を後にする看護師に対して，患者は言葉

どおりに「いつでも呼んでいいんだなぁ，良かった，安心だ」などと思うはずもないのだ。言語と非言語，情報伝達と情緒的交流を上手にコントロールする必要があるだろう。

3.4.3 相手の意思に配慮したコミュニケーション：説得的コミュニケーションが脅威になるとき

看護師は患者とかかわるなかで，指導・教育的役割を果たすことも多く，そうした場面では，説得的コミュニケーションが用いられることも少なくない。説得とは「送り手が，おもに言語コミュニケーションを用いて非強制的なコンテキストの中で，納得させながら受け手の態度や行動を意図する方向に変化させようとする社会的影響行為あるいは社会的影響過程である」と定義されている（深田, 2002）。つまり，送り手が特定の方向へ向けて受け手の行動を変容させることを意図して行われるコミュニケーションを説得的コミュニケーションと言う。しかし，説得が効果的に目的となる受け手の行動変容を達成させるためには，送り手の信憑性や信頼性が影響することが明らかになっている。また，説得が一方的で，上から押さえつけるように高圧的である場合には，心理的反発や受け手の自由を脅威にさらしてしまうことがある。

心理的リアクタンス理論では，自由に行動できると思っている状態で，ある行動や選択をするように制限がかけられると，自らの行動の自由が脅威にさらされることになり，失われた自由を回復しようとする動機づけの状態（心理的リアクタンスの喚起）となる（Brehm, 1966）。その結果，自由を回復するための行動として，心理的反発が発生しやすくなると言われている。つまり，患者の行動変容を目的に説得的コミュニケーションを行う看護師は，患者との確かな信頼関係を土台として，相手の意思に配慮した姿勢が重要となるだろう。

たとえば，治療上食生活の改善が必要な場合は，食事指導を行うことになるが，なかなか改善が見られず症状を繰り返し悪化させるケースでは，どうしても理屈で攻め立て，正論を振りかざしてしまうこともあるだろう。しかし，そうした説得は患者の自由を脅威にさらすことに他ならず，患者の行動を変容させることは難しいばかりか，こうしたやりとり自体が患者との信頼関係を脅かすきっかけにもなりかねないのだ。このような説得的コミュニケーションによる心理的リアクタンスの喚起は，日常的にあらゆる関係性のなかで起こりえることである。看護師同士または後輩や学生への指導場面などにおいても起こることである。患者のみならず，看護師同士および他職種間のコミュニケーションにおいても，相手の意思に配慮する姿勢が重要となるだろう。

4．人間関係を築くための基礎的なコミュニケーション・スキル　荒添美紀

4.1 看護場面におけるコミュニケーション・スキルの位置づけ

コミュニケーションには，言語的コミュニケーションと非言語的コミュニケーションとがあるが，相手への伝わり方としては，言語的コミュニケーショ

ンは7％程度に過ぎないという報告もある。しかし実際のコミュニケーションでは，両者は複合的に進行しながら伝わっている。

医療場面での言語的コミュニケーションとしては，カルテや処方箋，検査伝票などの紙ベースや電子カルテなどによる一方向的な直線的コミュニケーションと，面接や電話などによる双方向的な相互交流的コミュニケーションがある。それらの情報を生産的な力とするためには，情報を伝達することが重要で，コミュニケーションは，人，グループ，部門，そして組織間の情報あるいは意味の交換と理解の手段としても大切である。

ノートハウスら（Northouse & Northouse, 1992/邦訳，1998）によるとコミュニケーションのなかに，人間の間の相互交流を指す記号や言葉を使うといったヒューマン・コミュニケーションがあり，そのなかに健康に関する事項を扱うヘルス・コミュニケーションがある。このように，ヒューマン・コミュニケーションの範囲は狭くなっていくが，その内容は専門性や対象に合わせたコミュニケーションが求められる。そこで看護場面でのコミュニケーションでは，その一つひとつのスキルが積み重なっていき，コミュニケーション能力が培われていくと考えられている。そこで，社会的スキルと看護場面でのコミュニケーションの関係を表したのが図5-3である。

図の①社会的スキル，②看護場面におけるコミュニケーション・スキルは基礎教育の中で，③診療科・健康段階・発達段階に必要なコミュニケーション・スキルは卒後教育で獲得できるように支援することが望ましい。

③ 診療科，健康段階，発達段階に必要なコミュニケーション・スキル
② 看護場面における コミュニケーション・スキル
① 社会的スキル

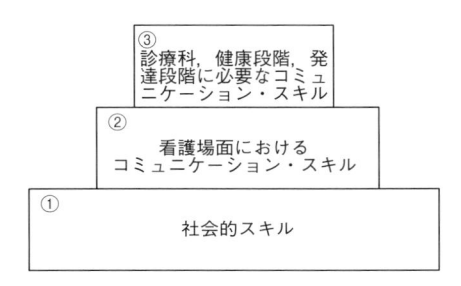

図5-3　看護場面におけるコミュニケーション・スキルの位置づけ

4.2　人間関係の構築に影響する社会的スキル

看護では，対象者の年齢層や社会的背景，心身の状態などの条件がさまざまである。そのため社会的スキルを意識することは人間関係を築くうえで大切である。その影響する社会的スキルには次のようなものがある。

4.2.1　挨　　拶

挨拶は人間関係を円滑にするための基本な社会的スキルである。どのような挨拶をするかで，相手に対する気づかいや敬意も伝わってしまう。もし，「あなたの存在を大切に思っていますよ」という意思を表わしたいならば，挨拶は患者よりも先に看護師から行う。そのときは，「おはようございます。今日の担当になります○○です。よろしくお願いします」と自己紹介をしたうえで，

「今日の調子はいかがですか」というように話しかける。

4.2.2 お辞儀

人々のお辞儀は対人関係におけるマナーの表われ方である。このため，その場の状況に応じたお辞儀の仕方をしなければ，相手に不快な思いをさせ，人間関係を構築することさえ難しくなる。お辞儀には，会釈，敬礼，最敬礼があり，会釈は前傾15度程度で，すれ違うときや入退室の際にするお辞儀である。敬礼は前傾30度程度で，迎えるときや見送りのときに行うお辞儀で，最敬礼は前傾45度程度で，謝辞や丁寧な対応が必要なときに行うお辞儀である（奥田，2006）。

4.2.3 対人距離

対人距離とは，個人が他者との社会的接触を試みるときの物理的距離のことである（図5-4）。0-45 cm程度の距離を「密接距離」と言い，45-120 cm程度の距離を「個体距離」，120-360 cm程度の距離を「社会距離」と言う。また360 cm以上の距離を「公衆距離」と言う。ただし対人距離は，お互いの関係性だけでなく，話題や感情によっても変わってくる。たとえば，嬉しいときや楽しいときは，親しい関係でなくとも対人距離は近くなったり，悲しいときや辛いときでは，親しい間柄でも対人距離は遠くなったりする。このように物理的距離は心理的距離とも関係があることがわかる。つまり，目的に合わせた対人距離のとり方が人間関係の構築には影響する。

看護師の場合は，患者への援助として体位変換や清潔，排泄援助などを行う。そのためお互いの親密な関係性ができていなくても，対人距離を近くとる。また疼痛を訴えたり辛さを訴えた場合などでは，傍にいたり，タッチングをしたりと対人距離を近くとっている。このことが，患者にとっては，不快であったり，安心であったりするので，患者の反応を観ながら，距離を調整することが人間関係を築くためには求められる。

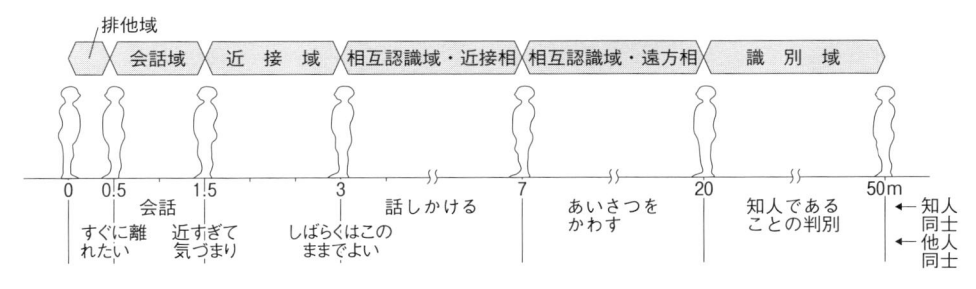

図5-4 知りあいの程度と許容される対人距離 (Hall, 1966；大坊，1998)

4.2.4 色 彩

色彩は人間関係の構築に影響する。たとえば，病院で看護師がブラックのユニフォームを着ていたら，終末期の患者や家族は心地よいと思うであろうか。ブラックは喪服をイメージさせ，看護師の配慮のなさに，人間関係は構築でき

ない。看護師のユニフォーム1つをとっても，「看護師らしい」「清潔感がある」といった理由から，以前は白いユニフォームが好まれていた。しかし，最近は患者に安心感や気力を与えるようなデザインや色彩を考慮したユニフォームや病院・施設のインテリアなども多くなってきている（佐藤他，2005）。こうした色彩に対する配慮は，医療者が患者や家族との関係を良くしたいという思いへの表われである。その医療者の思いに応えて患者との交流も増加することが期待される。

4.2.5 清潔感のある身だしなみ

医療の場では，清潔感のある身だしなみは，患者との人間関係の構築に影響する。特に看護師の身だしなみは，患者・家族，医療・スタッフに対する印象にも影響を及ぼしている。たとえばユニフォームやナースシューズにしても，しわやしみなどの汚れがなく，サイズもあっているなど清潔感のある着こなしをすることで患者・家族などからの印象も良くなり，それが信頼感を得ることにもつながる。また最近は，ナースキャップをつけていないため，頭髪をきちんとまとめたり，臨床にあった化粧をしたりなどの配慮も大切となる。

4.3 人間関係を築くための基礎的なコミュニケーション・スキル

看護師を対象とした調査において，看護場面における，患者との人間関係を築くために，看護師は「初期の関係づくりのためのスキル」「相手に合わせた話し方のスキル」「言葉に出せない気持ちを聞くスキル」「好意的な態度を示すスキル」「ゆったりとした態度を示すスキル」「身体接触のスキル」「話題づくりのためのスキル」「聞く態度があることを示すスキル」のコミュニケーション・スキルを使用していることが明らかにされている（荒添，2003）。本項では，そのスキルおよびその評価について概説する。

4.3.1 初期の関係づくりのためのスキル

「初期の関係づくりのためのスキル」には，入院した日または患者に初めて会うときベッドサイドに行き自己紹介をする，初めて接したとき自分の身分，立場を紹介する，自分のことなども話すことで患者を受け入れる姿勢を示すなど，自己紹介や自己開示も含まれる。自己紹介や自己開示は，看護場面におけるコミュニケーションに必要なもので，患者は看護師側が感じている以上に入院に対して緊張をしていたり，気を遣ったりしている。そのため，患者がいろいろな思いや気持ちを話せるように，看護師の自己紹介や自己開示は初期の関係づくりのスキルとして必要である。

4.3.2 相手に合わせた話し方のスキル

「相手に合わせた話し方のスキル」では，年齢・知的レベルなどによって理解しやすいような言葉を選ぶ，患者の体調や気分に気を配りながら話をする，患者のペースに合わせて話をするなど，一人ひとりの患者に合わせて言葉を選び対象にあった話し方をし，患者の体調や気分まで配慮するという看護場面に

必要なスキルである。

また「質問をする」に対しても，看護師はどうしても情報を取りたいという気持ちが強くなる。そこで「質問をする」というより，「質問攻め」になりやすい傾向がある。そのため，この「相手に合わせた話し方のスキル」は意識して行わなければならないスキルである。

4.3.3 言葉に出せない気持ちを聞くスキル

「言葉に出せない気持ちを聞くスキル」は，看護師はただ話を聞くのではなく言葉に出せない気持ちを察して言葉にする，表情の変化を見る，表情やしぐさで，話したことが伝わったのかを把握する，話しやすい環境をつくるなどと，患者の言葉に表せない気持ちまで聞こうとするスキルである。看護では，患者が治療に専念し，少しでも早く健康な状態に戻れるように援助することを目的としている。そこで，患者が病気や入院という環境の変化によって生じた不適応感や不安・不満，あるいは患者の欲求に対して，患者のもとの生活リズム（健康な状態）に戻るように整えていくことが必要となるため「言葉に出せない気持ちを聞くスキル」は大切なスキルなのである。

4.3.4 好意的な態度を示すスキル

「好意的な態度を示すスキル」は，穏やかな表情で接する，肯定的な態度をとる，相手の心情を知ろうとするなどで，患者への敬意を示すとともに患者への安心感を与えるためにも必要なスキルである。

4.3.5 ゆったりとした態度を示すスキル

「ゆったりとした態度を示すスキル」は看護師特有のコミュニケーション・スキルで，患者からすると看護師が忙しそうに働く姿を見て，自分の要求や依頼をしにくいと感じている。また看護師も患者がそのような医療環境におかれていることを認識はしているが，なかなか患者の傍でゆっくりと話ができていないという思いもある。このことからも「ゆったりとした態度を示すスキル」は，患者との関係を築くためにも必要なコミュニケーション・スキルである。

4.3.6 身体接触のスキル

「身体接触のスキル」は，看護場面では会話のあいだ腕や背中に触れる，理解しているということを伝えるために肩に手を置く，励ますときに背中に手を置くなどで，一般的なコミュニケーション・スキルより触れる頻度や範囲が広くなる。この身体接触のスキルは，不安の緩和や安心感を与えるため，苦痛の緩和のためにも行われ，看護の職業に特徴的なコミュニケーション・スキルの１つである。

4.3.7 話題づくりのためのスキル

「話題づくりのためのスキル」は，緊張をほぐすような世間話などをする，よく眠れたかなどの話などをする，関心事を聞くなど，患者の緊張や不適応感を軽減していこうとするスキルである。このスキルは，お互いの関係性がまだ

不十分な場合や患者の情報を引き出す場合にも有効なスキルである。

4.3.8　聞く態度があることを示すスキル

「聞く態度があることを示すスキル」は，困っていることはないか，何でも相談してもらってもよいことを伝える，いつでも側にいることを伝えるなどで，「言葉に出せない気持ちを聞くスキル」と同様に看護場面において必要なスキルである。

これらの患者との人間関係を築くためのコミュニケーション・スキルは，より患者に対する質の高い医療サービスの提供や患者のQOL（Quality of life）を高めるためにも，専門職として，身につけておくことが望ましいスキルである。

4.4　コミュニケーション・スキルの測定

看護場面における人間関係をつくるためのコミュニケーション・スキルの測定指標として看護師コミュニケーション・スキル尺度（Nursing Communication Skills Inventory：以下 NCSI）を紹介する。本尺度は，荒添（2003）によって開発された尺度である。詳細は付録を確認していただきたい。

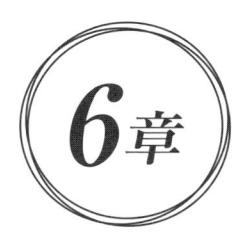

6章 さまざまな看護場面に活かすコミュニケーション・スキル

ケア対象の発達段階,健康状態,ケアが提供される場所などの状況によって,ケア場面で求められるコミュニケーション・スキルには違いがある。ここでは,ケア対象や求められるケアの状況に応じたコミュニケーション・スキルの使い方を学ぼう。

1. 終末期ケア領域:患者と人間関係を築き患者の問題を共有するためのコミュニケーション・スキル　　伊藤まゆみ

1.1 終末期ケアとは

　終末期とターミナルとは同義に用いられる。ターミナルの語源はテルミヌス(terminas)で,「境界」という意味である。ターミナル(terminal stage)とは,あの世とこの世の境目で,人生の最後の段階(end of life)である。心理社会学的には老年期がその時期にあたる。医学的には,あらゆる集学的治療をしても治癒に導くことができない状態で,むしろ積極的な治療が患者にとって不適切と考えられる状態である。通常は生命予後が6ヶ月以内である(柏木,1991)。

　終末期の患者は,病気が回復しないことに加え,日増しに身体的な苦痛が強くなり,機能も徐々に喪失することを体験する。このような身体の変化を通して,人は自身の死が近いことを現実的に理解することが多い。そして,患者は,死への脅威を感じるなかで,その人なりの人生の終わらせ方を考え,身辺の整理や親しい人との別れを体験する。このような終末期において,患者は自身の人生を振り返り,自分なりの人生の意味や価値を見出すことで,最終的な発達課題である「統合」を超えようとする。この過程では,ストレスフルな体験への対処の仕方がわからず,「絶望」を感じたり,危機的な状況に陥ったりすることがある。つまり,終末期とは,加齢や病気などで,この世に別れを告げる人々が,これまでの人生を統合させ,次の世界に旅立つ準備をする半年程度の期間である。また,多くの人々は終末期になると,現実的な死への脅威に直面し,これまで体験したことがないようなストレスフルな出来事を体験する。

1.2 終末期にあるがん患者の特徴

　国際がん研究機構の調査によれば，2008年を基盤にして2030年までに世界のがん患者は約75％に増加し，がん死亡者数も倍増すると予測されている（Freddie et al., 2012）。日本における「がん」の生涯リスクは，男女共に約50％程度である。厚生労働省の人口動態調査（2011年9月）によれば，日本のがん死亡者数は増加の一途をたどり，2010年には36万人を超え，総死亡数に対する割合は約30％を占めている。このように増加し続ける「がん」の罹患や死亡に，最も影響する要因は高齢化である。つまり，人々が長生きをすることで「がん」になり，「がん」で死亡する機会が増加する。

　「がん」は，統計上ではめずらしい病気ではない。しかし，人々にとって，「がん」は，「苦痛」や「死」をイメージさせる怖い病気である。このようなイメージのある「がん」という病気は，手術などの治療手段があるときとないときでは，患者のメンタル面に及ぼす影響は異なる。明智ら（Akechi et al., 2001）は，国立がんセンターの患者を対象にした調査において，がんが進行した患者には，せん妄，不安障害，気分障害，睡眠障害が起こり，身体障害が著しいがん患者であれば約25％には治療を要する大うつ病性障害が起こると報告している。また，この結果は米国のがんセンターの調査結果と同様であると説明している。つまり，がん患者は病状が進行し，終末期ともなれば，身体的苦痛に加え，精神的にもさまざまな障害が生じる。

　このような終末期にあるがん患者の状態を説明する概念として，次の2つがある。

1.2.1　全人的苦痛

　全人的苦痛（total pain）とは，終末期患者が経験している複雑な苦痛を表した概念である。全人的苦痛は，がんなどの病気の終末期において，患者には

身体的苦痛
痛み
倦怠感
食欲不振
他の身体症状
日常生活動作の支障

精神的苦痛
不安
恐れ
いらだち
孤独感
怒り
うつ状態

社会的苦痛
仕事上の問題
経済上の問題
家庭内の問題
人間関係
遺産相続

霊的苦痛
人生の意味への問い
価値体系の変化
苦しみの意味
罪の意識
死の恐怖
神の存在への追求
死生観に対する悩み

全人的苦痛
(total pain)

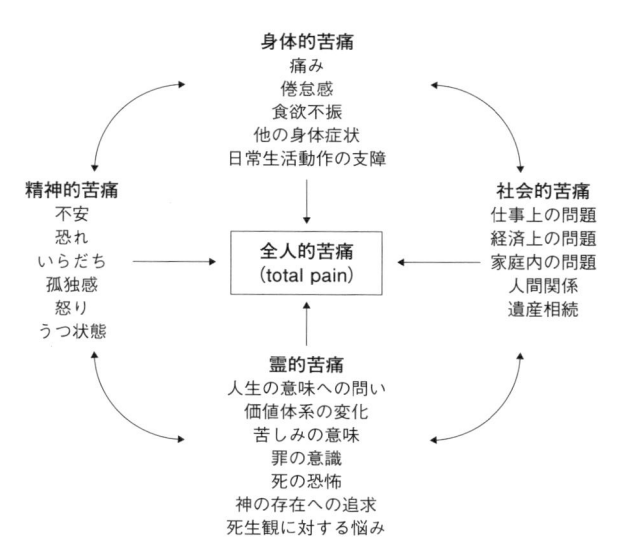

図 6-1　全人的苦痛（恒藤，1999 より一部改変）

身体的苦痛，精神的苦痛，社会的苦痛，霊的苦痛が生じ，それらが相互に影響し合う状態である（恒藤，1999）（図6-1参照）。

特にがん患者の場合は，がん性疼痛，食欲不振，倦怠感などの不快な症状が多発し，その症状を緩和できないことによる患者の心理的苦痛は大きく，そのことは患者や家族のQuality of Life（以下QOLと略す）を低下させる。このため，いかに患者の身体的苦痛を緩和するのかが重要な課題となっている。

1.2.2 死に逝く患者の心理プロセス：死への受容プロセス

キューブラー=ロス（Kübler-Ross, 1969/邦訳, 1971）は，著書の『死ぬ瞬間』で，死にゆく患者の心理プロセスを，「否認」「怒り」「取引き」「抑うつ」「受容」という5段階で示した。これらの段階は一方向に進むのではなく，行ったり来たりする。また，すべてのプロセスを段階的に通過するとは限らないし，すべての人が「受容」の段階に至るとも限らない。

死にゆく患者の心理プロセスに含まれる5つの段階は次のとおりである。

①否認：「違います。それは私ではない」，予期しない衝撃的なニュースを聞かされたときの緩衝装置，崩れそうな自我を守る防衛機制として起こる。

②怒り：「なぜ，私なのか，なぜ，あの人ではないのか」，私たちの活動や仕事がまだ仕終わらないうちに無理矢理に中断させられた状態である。

③取引き：「どんなことでも約束するから……してほしい（多くは命を長らえさせて）」。取引きは良い行いへの報償として，嫌なことからの延期を得ようとする。

④抑うつ：「反応抑うつ（過去の喪失）」と「準備抑うつ（差し迫った喪失への思い）」の2つの段階がある。前者は，「もう，……ではなくなってしまった」「もう，昔のように忙しく動き回る力もなくなってしまった」，否認しがたい身体の変化と無力を感じる状態である。後者は，「言葉のない，悲しみの感情表現」，愛するいっさいの事物，すべての人々を失うことへの現実的認識と悲しみの状態である。

⑤受容：「いよいよね，もう，これ以上頑張れない」，長い旅行の前の最後の休息である。

上述のキューブラー=ロスの死にゆく患者の心理プロセスは，死期を告知された患者を対象としていると考えられている。これに対して，柏木（1987）は，日本のようにがんや死について告知を受けずに死にゆく患者の心理プロセスとして，①つねに病気が回復することへの「希望」，②回復しないことによる医師や家族の説明に対する「疑念」，③真実を尋ねるか尋ねないかの違いとして尋ねる人の「いらだち」，④どうにもならない事態に対する「抑うつ」，⑤「受容」あるいは「あきらめ」という段階を示している。

つまり，がん患者にとって，終末期はストレスフルな出来事の連続であり，それらの出来事に伴い，悔しさ，辛さ，悲しさ，怒り，虚しさなどの感情が，さまざまなケア場面で表出される。

1.3 終末期医療の現状と終末期ケアの目標

　がん患者の全人的苦痛に対して，世界保健機構（World Health Organization: WHO）は，1990年に緩和ケアの定義を発表している。その定義では，「緩和ケアとは，治癒を目的とした治療に反応しなくなった患者に対する積極的で全人的なケアであり，痛みや他の症状のコントロール，精神的，社会的，霊的な問題のケアを優先する。緩和ケアの目標は，患者と家族のQOLを高めることである。緩和ケアは疾患の初期段階においてもがんの治療過程においても適用される」としている。この定義を契機に，がん患者の身体的苦痛に関する研究は進展し身体的苦痛は薬物でコントロールされるまでに至っている。

　その一方で，終末期がん患者の死に対する脅威や死と向き合って生きる苦悩はそう簡単には緩和しない。看護師は，終末期ケアにおいて，身体的な苦痛への対応はあまり難しくはないが，患者に死の幇助を懇願されたり，患者の死への否認に対処したりすることが最も難しいと認識している（Sivesind et al., 2003）。終末期ケアにおける困難さは，たとえば，患者が終末期であることを受け入れられずに，鎮痛剤の使用を拒否したり，病気が良くならないなら何もしたくないと生きることをあきらめてしまうことであったりする。このような事態になれば，看護師は何もできずに，患者の苦しんでいる姿を見続けなければならない。

　患者が死を予期し，人生の最期の時をいかに生き，いかに死ぬかを考えるようになったときに，単に身体的苦痛がないという状態を望むというよりは，これまでの個人の生き方として，何に価値を見出し，今，自分に起きている苦痛をどのようにしたいのかが問題になるということである。ある患者は，これまでも頑張ってきたから，体に悪い鎮痛剤を使わないで頑張りたいと言い，ある患者は，家族に自分が苦しむ姿を見せたくないから，積極的に鎮静を希望し，早期に意識を低下させることを選択する。このような患者の選択に対して，これまでの終末期ケアの目標である「患者の全人的苦痛を緩和し，QOLを高める」というだけでケアを理解することは難しい。伊藤（2010）は，終末期ケアにおいて，個々の患者の人生に対する統合に向けた発達支援の必要性を指摘している。終末期ケアでは，医学の効果評価に留まらず，患者がストレスフルな出来事を乗り越えて，自身の人生を振り返り，その人生の価値に気づき，限られた時間をどのように過ごし，満足ある死を迎えようと努力しているのかという成長・発達の観点を受け入れる覚悟が必要である。

　このような観点において，終末期ケアの援助目標には，次の5点がある。

(1) 患者の本音を聞けるような人間関係を築くことができる

　患者と看護師がそれぞれの役割にとらわれすぎずに，一人の人間として可能な範囲で本音を伝えられることである。看護師は患者がとらえている現実をありのままに知ろうと関心を示し，その認識を共有することが必要である。

(2) 患者が自身の生き方，希望，課題や問題を意識化できる

　患者は①これまで何を大切と考え，どのように生活してきたのか，②これま

での生活の延長として，どのように生きたいと思っているのか，③今の状態で，その生き方は可能か，④希望する生き方をするうえで，何が課題で問題なのかに気づくことが必要である。このような意識化において，すべては解決しなくても，具体的に解決できることも見つかる。

(3) 患者が必要なことを意思決定できる

患者の生き方，希望，課題や問題を意識することで，終末期では，自身で意思決定しなければならないことがある。それらの意思決定は，たとえば，終の棲家をどこにするのか，自身の病状をどの程度知りたいか，呼吸や心臓の停止に対して蘇生を行うか否かなどもある。さらに，これらの意思決定を行うか，行わないかもある。意思決定の仕方にも，個人の生き方がある。

(4) 患者が人生の課題や問題に取り組むうえで障害となる苦痛を緩和する

患者が人生の課題や問題に取り組むうえで障害となる苦痛を患者の希望に沿って緩和できるように支援する。患者の人生の課題は，それぞれで，たとえば，日々，家族に感謝し，少しでも笑顔で家族と過ごせることであったり，体が動くうちに，自宅に帰り，さまざまな整理をすることであったりする。

(5) 患者が問題を解決できるように，専門家によるチーム支援を，効果的に受けられる

患者の課題や問題は多岐にわたる。ある患者の問題を担当看護師が解決しようとするよりも，その問題に対する支援を得意とする看護師に依頼したり，他の専門職に依頼したりするほうが効果的なこともある。患者が問題を効果的に解決するために，看護師は必要と考えられる資源を環境として整え，コーディネイトすることが必要である。

1.4 終末期ケアにおけるコミュニケーションの問題

上述の終末期ケアの援助目標を達成するためには，看護師と患者との効果的なコミュニケーションが不可欠である。しかし，終末期ケア場面で，看護師は，コミュニケーションやケアに対する困難や脅威（奥出，1999; 松村他，2001; 畠山・手島，2007; Sivesind et al., 2003; Oflaz et al., 2010）を感じ，ケアへの不安（犬童，2002），葛藤や苦悩（Schwarz, 2003），無力感（畠山・手島，2007），並びに限界感（近藤，2008）を体験している。このような看護師の状況をコミュニケーションの観点で整理すると，次の2つの問題が考えられる。

まず，1つは，患者と話すことに対して，看護師にはコミュニケーション懸念（communication apprehension）が生じていることである。コミュニケーション懸念とは，単数ないし複数との実際あるいは予期によって生じるコミュニケーションに対する個人の恐れや不安である（Richmond & McCroskey, 1998）。終末期ケア場面で生じる看護師や看護学生の患者とのコミュニケーションに対する脅威はケア場面の状況と個人の能力との関係で生じるコミュニ

ケーション懸念ととらえられている（伊藤・田上，2006；伊藤他，2011）。

看護師は病状に対する事実を知らない終末期患者とコミュニケーションをとることに，「事実を知っている緊張感」や「思いを共有できない辛さ」を感じている（松村他，2001）。また，看護学生は，患者が「余命に対する理解が曖昧である」と認知するとコミュニケーション懸念が強くなる傾向にある（伊藤・田上，2006）。これらの状況から，終末期ケア場面の状況として患者は自身の病状や余命についてどの程度理解しているのかが曖昧であること，その状況に対して看護師や看護学生はスキルの不足を感じ，患者を傷つけるのではないかと脅威や緊張が生じていることが考えられる。

あと1つは，患者が体の機能が徐々に低下することや死ぬことへの辛さを表出したことに対して，ケアすることへの無力や限界を感じて，どのように応答してよいかがわからないことである。看護師は，終末期患者の全人的苦痛に対して，「責められることへのやるせなさ」「なにもできない申し訳なさ」を感じる一方で，「患者の心の中に入る怖さ」を感じている（松村他，2001）。また，看護師として，患者の「苦痛や苦悩を理解したくても越えられない壁がある」ことや「受け入れたくても自分のキャパシティーには限界がある」ことを感じている（近藤，2008）。終末期患者が表出するネガティブな感情に対して，看護師は嫌悪感や脅威を抱き，患者とのコミュニケーションを回避することも指摘されている（Maguire et al., 1996）。

伊藤ら（2011）は，終末期ケア実習中の看護学生が患者とのコミュニケーションを回避すると患者との人間関係が築けず，患者のケアニーズが理解できないために個別的なケアに対する効力感が低下すると指摘している。その一方で，看護学生が患者の苦痛を聴くことに意味を見出すと，自身の感情を調節し，患者との対話を始め，人間関係を進展させることも明らかにしている。つまり，終末期患者の全人的苦痛に対して，看護師や看護学生が患者の苦痛を聴くことそのものに意味を見出し，コミュニケーションが始まれば，人間関係は進展し，ケアニーズを知ることが可能である。

1.5 終末期ケアで求められるコミュニケーション・スキル

終末期ケア場面における看護師や看護学生のコミュニケーションの問題から，看護師や看護学生が患者との人間関係を築き，患者のとらえている問題を共有できるようなコミュニケーション・スキルが獲得されれば，患者が求めているケアに対する糸口は見つかる可能性がある。また，このようなコミュニケーション・スキルは，患者自身が自らの体験を積極的に語り，問題を整理できるように支援する看護師のコミュニケーション行動であることが必要である。このようなスキルを獲得できれば，患者の病状や余命の理解にかかわらず，看護師は患者との人間関係を進展させ，患者の問題を共有することが可能となるため，コミュニケーション懸念が改善される可能性もある。

そこで，本項では，患者の告知の有無にかかわらずに，看護師が患者と人間関係を築き，患者の問題を共有するためのコミュニケーション・スキルを紹介する。このスキルは，①看護師が患者と人間関係を築きたいというメッセージ

を伝えるコミュニケーション行動，②患者の問題を共有するために患者の体験やその時の思いや気持ちを表現できるように促すコミュニケーション行動で構成される。また，このスキルの効果を評価するために，看護師に対する患者の応答行動を観察することが必要である。ここで紹介したコミュニケーション・スキルが高い状態とは，看護師が患者に伝えたり，話を促進したりするコミュニケーション行動の多さに比例して，看護師に対する患者の応答が多いということである。

　具体的なコミュニケーション行動は次のとおりである。

1.5.1　看護師が患者に人間関係を築きたいというメッセージを伝えるためのコミュニケーション行動

①穏やかな表情で近づく

　人は表情を通して多くの感情を表現し，相手にメッセージとして送っている。また，人は表情から幸福，驚き，悲しみ，怒り，嫌悪，恐怖という感情を解読できる。看護師が患者に穏やかな表情で接近すれば，患者の緊張は和らぎ，安心して会話をするきっかけができる。

②対人距離を 120cm 以内に保つ

　対人距離とは，人と人との離れ具合である。ホール（Hall, 1966）の対人距離を参考にすれば，看護師と患者との距離は，患者の表情や情報が読み取れる距離で，しかも，患者の情報が第三者には聞き取れない程度の距離と考えるので，75-120 cm の個体距離が望ましい。

③患者と向き合い，前傾姿勢をとり，集中して聴く

　患者の話に興味をもち，もっと聴きたいと思うときには，姿勢は自ずと患者の方を向く。患者をよく見るためには，頭を上げ，全体的にはやや前向きに乗り出す。さらに，患者と対等な関係で話をするためには，目線に高さを合わせるようにする。

④患者の体位に合わせた着席位置にする

　患者の体位に合わせ，患者が話すときに無理な姿勢にならないように，看護師の着席位置を決める。

⑤物理的な環境（スクリーン，安楽にする用具・椅子）を準備する

　患者が安心して打ち明けられるように，大部屋であればスクリーンを用いる，場所を変える，時間を配慮するなどである。より安楽な状態で話せるように枕やクッションを用いる。

⑥言葉を選び，話の筋道をたてて，具体的に話す

　患者にわかりやすい言葉を使い，話す順序や内容を工夫する。たとえば，患者に質問するときに，「今日はいかがですか」と，「○○さんの痛みのことが気になっています。昨日の夜から朝にかけての痛みの様子を教えていただけますか。たとえば，最も痛みが強かったのは……」とでは，患者の応答は異なる。

⑦話にあいづちを打ち，話しやすいように言葉をかける

　患者の話を聴き，表情を観て，適切なあいづちを打つと，相手は話を積極的に聴いていると受け止め，その後の発言量が増す。具体的には次のタイミングで行う。

・1つの文章の終わりや話が一区切りしたとき
・相手が声を大きくした内容，感情を表現しているとき
・相手が話し終わり，こちらの顔を見たとき
⑧聞きとれるように適切な速度や音量で伝える

　速度，音量，アクセント，言葉のタイミングなどは近言語であり，直接的な意味内容を示すわけではない。しかし，その使い方が言語と一致していないとメッセージは歪み，正確に伝わらない。たとえば，患者に「困ったことがあれば遠慮なくお話ください」と速い口調で伝えると，言語は文字どおりの意味であっても，伝わる意味は「忙しいからさっさと話すか，今は話してほしくない」となるかもしれない。

1.5.2　患者の問題を共有するために患者の体験やその時の思いや気持ちを表現できるように促すコミュニケーション行動

①体験した出来事やその時に生じた感情を聴く

　患者の話を聴くときには，出来事とそれに伴って起きた感情に焦点を当てると，患者がその出来事をどのように受け止め，何が気になったのかが表出される。

②体験した出来事やその時に生じた感情について，自分の言葉で言い換える

　看護師が患者の話を自分の言葉で言い換えると，患者は自分の話が看護師にどのように伝わったかに気づく。このことで，患者は出来事に対する感情を再認識する。

③体験した出来事に対する感情は，なぜ起きたのかについて質問する

　患者は体験した出来事に対する感情に気づいていても，なぜ，そのような感情が起きたのかは気づいていないことがある。また，感情が起きた理由は何となくは気づいていても説明できないときもある。このような状態に対して質問技法で，出来事への認識を表出させると，患者は感情が起きた理由に気づくことがある。

④体験した出来事やその時に生じた感情の理由について，要約して伝える

　要約は，これまでのプロセスで，患者が薄々気づいていることを，相手が意識できるように明確に伝えることである。要約では，患者が体験した出来事，それに伴う感情，その感情を起こした認知について，筋道をたて，簡潔に伝えると効果的である。適切な要約ができれば，患者がとらえている問題が明らかになり，問題解決に向けて具体的に検討できる。

1.5.3　看護師の人間関係を築きたいというメッセージに患者が応答しているかを観察する

①あなたの問いかけに答えている
②身体をあなたの方に向けている
③あなたとの対人距離を120 cmに保とうとしている
④あなたに意味がわかるように話している

　これらのコミュニケーション行動は看護師のメッセージに対して，患者が看護師に関心を示し，看護師と会話をしたい，個人的な情報を打ち明けたいとい

うメッセージを伝えようとしている行動である。

1.5.4 患者の問題を共有するために患者の体験やその時の思いや気持ちを表現できるような促しに患者が応答しているのかを観察する

①自分に起きている出来事と感情とを関連づけて伝えている

　患者の体験した出来事やそれに伴う感情は，時には，感情が先行し，関連する出来事が後でわかったりもする。患者が自分に起きている出来事と感情とを関連づけて伝えられるようになると，やや曖昧だった自己の状態に気づき始めたと言える。

②出来事に対する理想と現実とのズレについて伝えている

　患者が体験した出来事に対して思い描いていた理想と現実とのズレを看護師に伝える行動である。このことは患者がどのような認識によって問題となる感情を起こしていたのかに気づくことにもなる。人は体験した出来事が想定内であれば，問題となるような感情は起こりにくい。

③要約した内容を聴き，肯定，否定，質問などの反応を言葉で伝えている

　患者が問題に気づくには，看護師の言い換えや要約によって，自己の状況を振り返り，現実的な認識をもつことが必要である。患者が看護師の要約を積極的に聴き，自己の状況を適切に要約できるようするための応答は，問題を明らかにしたいという意図がある。

④今，起きている出来事の何を問題にしているのかを打ち明けている

　患者が出来事に対する認識を整理し，自分にとって何が問題なのかを理解してほしいと伝える行動である。

⑤あなたへ過去の自己体験と問題解決方法について話している

　患者が問題に気づき，過去の問題とその解決方法を看護師に伝えることで，それの解決方法を検討している行動である。

⑥自分の問題を解決する方法について，あなたにどうしたらよいかという意見を求めている

　患者が問題への理解を深め，具体的な解決方法を検討する段階で，看護師に意見を求める行動である。

　これらのコミュニケーション・スキルは，ここに書かれている1つの行動ができたからといって，人間関係が築けるわけではない。これらをその場の状況に合わせて，組み合わせて使うことで目標を果たすことができる。このため，さまざまな状況を設定しながら，その状況に応じたスキルの使い方を学ぶことが必要である。そのようなコミュニケーション・スキルの学び方は，第7章を参考にしていただきたい。

1.6　終末期ケアにおけるコミュニケーション・スキルの測定

　終末期ケア場面で看護師が患者と人間関係を築き，患者の問題を共有するためのコミュニケーション・スキルを測定する指標として，終末期ケア看護師用

コミュニケーション・スキル尺度（End-of-Life Care Nurses' Communication Skills Scale：ENCS）と看護師用対患者関係知覚尺度（Nurses' Perception of Nurse-Patient Relationships：NPNPR）が開発されている（伊藤他, 2012）。

　これらの尺度は終末期ケアに携わる看護師を対象に開発された尺度である。これまでのスキルの測定尺度は，看護師のコミュニケーション行動を自己評価する方法で測定される傾向にあった。しかし，コミュニケーション・スキルは，意図した目標を達成するためのコミュニケーション行動である。このため，スキルの使用によって，相手に意図した反応が生じているかを評価することが必要である。つまり，自分がスキルだと思って使っている行動だけを測定してもスキルの測定としては不十分である。このような観点によって，終末期ケア看護師用コミュニケーション・スキル尺度と看護師用対患者関係知覚尺度は同時に開発されている。これら尺度の信頼性は内定整合性や再テスト法で，妥当性は因子構造妥当性で検討され，ほぼ確認されている。詳細は付録を参照していただきたい。

2．母性看護領域：母親のメンタルヘルスを支援するためのコミュニケーション・スキル　　常盤洋子

2.1　母性看護のメンタルヘルスを支援する看護の必要性

　わが国の合計特殊出生率は，統計を取り始めた 1947 年（昭和 22 年）の 4.54 を最高として，1989 年（平成元年）には当時史上最低の数値 1.57 を記録し，「1.57 ショック」と呼ばれ，少子化時代に突入した。2003（平成 15 年）には「超少子化国」と呼ばれる 1.3 を下回り，2005 年（平成 17 年）には過去最低の 1.26 を記録したが，2012 年（平成 24 年）は 1.41 にわずかな上昇がみられ，1996 年（平成 8 年）以降 16 年ぶりに 1.4 台に回復した。しかし，出生数は過去最少となり，依然として少子化が続いている。「1.57 ショック」から 25 年の歳月を経て，子どもの数が少ないなかで育ってきた女性が出産・子育てをする時代に入ってきた。そのような状況のなかで，女性たちは，生活圏の身近なところで妊娠や出産・子育ての様子を見聞きしたりすることが少なく，子育て支援を受けることが困難な状況におかれている。多くの女性が，乳幼児の世話をした経験に乏しく，自分が産んだ子どもを目前にして育て方がわからないと途方に暮れ，右往左往したり，子育てについて気軽に相談できる人がいないため，インターネットによる情報に振り回されることにより育児ストレスが増強し，育児ノイローゼに陥る状況がみられる。母性看護の観点から，少子化は，母親が一人で子育ての不安や悩みを抱え込む環境を作り出していると言えよう。

　また，近年，女性の高学歴化，社会進出を背景に，晩産化の傾向にあり，2011（平成 23）年には第 1 子出生時の母親の平均年齢は 30.1 歳で，全出産に対して 5 人に 1 人は高齢産婦が占めている。女性の出産年齢が高齢化していることにより，ハイリスク妊娠が増加しており，出産の医療化が進んでいる。高齢妊婦の多くは，自分自身の妊娠によってはじめて高齢妊娠・出産のリスクを

知ることになり，自分の身に起こる産科リスクや胎児の染色体異常などを含めたさまざまなリスク状況に向き合うことが余儀なくされる。

一方，周産期医療の進歩によりハイリスク妊娠やハイリスク新生児の出産でも生命は救われるようになり，お産で母親と子どもが亡くなることはないという考えが一般的になってきた。しかし，1,500 g 未満の超低出生体重児や1,000 g 未満の極低出生体重児の出生も増えており，母親の育児負担は増大している。

子育て支援については，1994（平成6）年のエンゼルプランを皮切りに国策として子育て支援事業が展開されている一方で，虐待による子どもの死亡は依然として後を絶たない。虐待による死亡事例の約半数は0歳児で，加害者の約80％が実母であり，育児不安や産後うつなど，母親の心理的健康問題が加害の動機になっている。

以上，母性看護において，子育てを行う母親の健康と次の世代の健全な育成を支援するためには，母親のメンタルヘルスを支援する看護が求められていると言えよう。

2.2 母親のメンタルヘルスと出産体験

女性にとって出産は命をかけたたたかいであり（常盤, 2001），出産体験は，それがどんな体験であってもその人のこころに一生刻まれる。出産は母親の主観的な体験であるため，医学的には分娩が正常に経過したとしても心理的には否定的体験と認識される場合がある。鉗子分娩や吸引分娩，帝王切開などの産科介入を受けた母親のなかには，出産体験を否定的に受け止め，子どもに対して敵意を表したり，愛着を示さないことがある（Cranley et al., 1983）。一方，帝王切開による否定的感情に対して出産体験の意味づけを行う心理的ケアがなされれば母親の愛着行動が直接阻害されることはない（Field & Widmayer, 1980）。シムキン（Simkin, 1991）によると，出産を体験したときに心理的結果としてもたらされる敗北感や挫折感，恐怖，自信の喪失，うまく子どもを産むことができなかったという罪悪感などの否定的感情は長期にわたって生々しく記憶される。マーサー（Mercer, 1981, 1985）とルビン（Rubin, 1984）によると，出産体験は，母親の自尊感情や産褥早期の愛着行動に肯定的または否定的な影響を与える。

ルビン（1961）によると，多くの母親は，出産の疲れがとれる産後2-3日頃に出産を振り返り，出産体験の意味づけを行う。ハイリーとマーサー（Highley & Mercer, 1978）は，出産時の喪失体験について分析し，意思決定，身体機能，ボディイメージのいずれかについて喪失体験を認識すると出産体験を否定的に受け止め，その人に羞恥心や自己喪失感をもたらすと言う。一方，アフォンソ（Affonso, 1977）によると，約85％の母親が，出産体験について思い起こせない事象（missing pieces）があり，そのミッシングピースが，出産体験を振り返る際のいらだち，葛藤，怒り，混乱の原因である可能性を指摘している。また，多くの母親は，ミッシングピースについて，助産師や医師に情報を求めると言われており，出産体験の振り返りを支援する必要性が強調さ

出産体験による心的外傷後ストレス症候群（出産後 PTSD）の存在が報告されている（Susan et al., 2013）。バラードら（Ballard et al., 1995）による出産後 PTSD になった 4 事例についての詳細な分析によると，女性が受けた心的外傷を生まれてきた子どものせいにし，ネグレクトなど虐待をしているケースもあると報告されている。多くの研究者によって，出産体験を否定的感情として受け止めている人に，産褥早期のうつ状態の出現が高い傾向があることが明らかにされている（Beck & Gable, 2000；常盤, 2003）。また，想像した出産と現実に矛盾があると，出産に対する嫌悪感や拒否感，緊張をもたらし，自分の価値を低く認識してしまうことがある（Mackey, 1998）。予想と現実のずれが大きければ大きいほど，否定的な出産体験となり，自尊心が傷つけられ，産後のうつ状態を招く可能性がある。

個人の人生には，人生に起きた事実と同時にストーリーがある（庄司, 2001）。人は一回きりの人生を歩みながら，さまざまな体験をし，学び，意味づけを行う（やまだ, 2000）。出産体験が個々の人生における意味あるストーリーとして認識されることによって，親としての成長が期待される。

母親が出産体験について，肯定的体験ととらえている場合は，母親が語る出産体験についての語りを傾聴することによって，母親の出産体験の意味づけを支持することができ，そのことが母親意識の形成を促進し，母親の成長を促す。

出産体験を否定的体験ととらえている場合は，否定的感情にとらわれ，心理的に不健康な状態（産後うつ傾向）に移行することがある。その状態が放置されると，母親としてのアイデンティティが混乱に陥る可能性があるため出産体験の意味づけの援助を行う。図 6-2 に出産体験の振り返りと意味づけの援助モデルを示した。母親の出産体験の振り返りを支援し，肯定的体験の語りについては，看護者の傾聴によって，出産体験の意味づけを支援することができ，母親意識の形成を促進し，母親としてのアイデンティティの獲得を支援することができる。ここで，母親意識とは，「母親としての自覚のもとにわが子に対して経験している心的総体」と定義され（常盤他, 2000），自分の子どもとの関係性を通して形成・発達する母親としてのアイデンティティを中心概念としている。つまり，出産体験の意味づけがなされることによって，母親としての自覚と子どもへの思いが表出されるようになり，母親としてのアイデンティティ

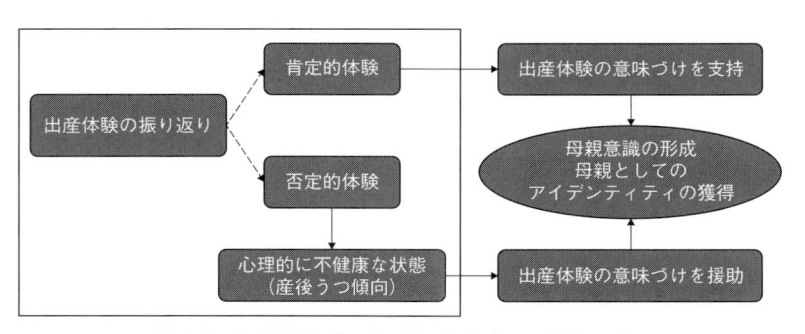

図 6-2 出産体験の振り返りと意味づけの援助モデル

が獲得される。

2.3　出産体験の振り返りと意味づけを支援するコミュニケーション・スキル

2.3.1　出産体験の振り返りと意味づけを支援する看護実践の準備

　産後の母親の出産体験の振り返りと意味づけを支援する看護を実践する前に以下2点について準備を行う。

　①身体的疲労の回復状態についてフィジカルアセスメント：母親に出産体験について語りを聴く前に，母親が自分の出産体験について話せる状態かどうかを判断するために，出産による身体的疲労の回復状態についてのフィジカルアセスメントを行う。

　②母親の分娩経過と出産過程における強みと弱みについて情報取集：母親の出産体験の語りを聴く前に，母親がどのような出産をしたのか大筋をとらえるためにカルテから情報をとらえる。具体的には，分娩開始から分娩終了までの分娩3要素（娩出力・産道・胎児およびその付属物）の分娩進行状況と母親の心理状態，出産過程において母親ががんばったと思われる場面や心理的な苦痛を体験したと予測される場面をパルトグラム（Partogram：分娩経過図）と看護記録からとらえる。

　これらの情報は，母親の出産体験の振り返りを促すきっかけとなる話題として活用でき，母親の出産体験の語りを聴く際の材料となる。

2.3.2　出産体験の振り返りと意味づけを支援する看護場面とアセスメント視点

　出産体験の振り返りと意味づけを支援する看護場面としていくつかあげることができる。具体的には，検温や授乳介助，沐浴指導や育児指導などの保健指導の場面で，看護者から母親に「ご出産はどうでしたか？」と聴く。母親の語りを聴く際には，出産体験についての問いかけに応じるときの母親の話し方，語気の強さ，言葉づかい，顔や目の表情などを観察する。看護者は，母親が出産体験についていきいきと話そうとしているのか，または話すことを嫌がっているのかに留意し，母親の話の背後にある感情に寄り添うような態度でかかわる。

　看護者からの出産体験についての問いかけに対して，母親から積極的に語られる場合は，その語りを，「ありのまま聴く」ことが大切である。「ありのまま聴く」とは，母親の語りの内容に意見をしたりせず，また評価もせず，母親が語る言葉の背景にある感情や思いを受け止めるということである。看護者は，母親から発せられる言葉を受け取り，言葉と一緒に伝わってくる達成感や満足感など，母親の語りの中にある感情や思いを受け止める。そのように母親のありのままの思いや考えを「聴く」ことによって，母親は看護者に自分の出産体験がわかってもらえたという実感をもつことができ，母親としての自信につながっていく。その自信は，母親としての自分をこれでいいと肯定する思いの基盤になる。ルビン（1961）は，母親としてのアイデンティティを獲得するため

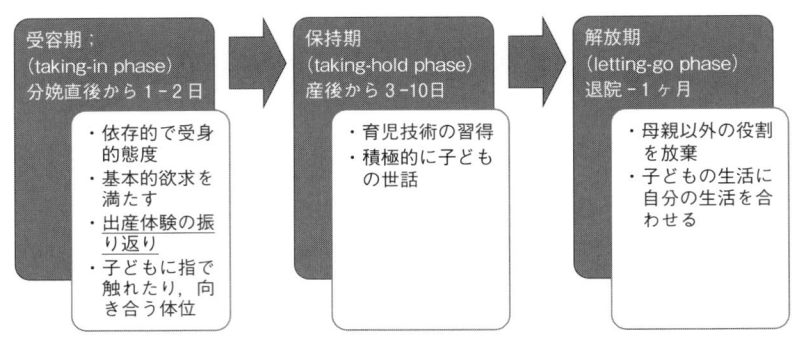

```
受容期；           保持期              解放期
(taking-in phase)  (taking-hold phase) (letting-go phase)
分娩直後から1-2日   産後から3-10日       退院-1ヶ月

・依存的で受身    ・育児技術の習得    ・母親以外の役割
  的な態度       ・積極的に子ども     を放棄
・基本的欲求を     の世話           ・子どもの生活に
  満たす                            自分の生活を合
・出産体験の振                       わせる
  り返り
・子どもに指で
  触れたり, 向
  き合う体位
```

図6-3　母親としてのアイデンティティを獲得するための母親役割行動の適応過程

の母親役割行動の適応過程として受容期・保持期・解放期の3つの段階があると述べている。産後の女性が母親としての行動に適応していくためには、出産体験の振り返りが適応段階の1段階目に位置づけられている（図6-3）。つまり、母親は、出産直後から産後1-2日に出産体験を振り返り、その語りを看護職などに聴いてもらうことによって母親としてのアイデンティティを獲得するための母親役割行動に適応していく。この時期の出産体験についての母親の語りは武勇伝のごとくである。看護職が、母親の武勇伝を、たとえそれが同じ内容であったとしても、何度でも、母親の達成感や頑張ったという誇りを「聴く」。そのことによって、出産体験の意味づけを支持し、母親意識の形成を促し、母親としてのアイデンティティの獲得に貢献することができる。

看護者からの出産体験についての問いかけに対して、母親からの語りが少ない、あるいは、語ることについて消極的である場合は、出産体験にわだかまりがある可能性があるので注意を要する。母親にわだかまりがあると考えられる場合は、母親が安心して話ができる場所を設定し、時間を確保して看護カウンセリングを実践することが望ましい。出産体験に否定的な体験として認識され

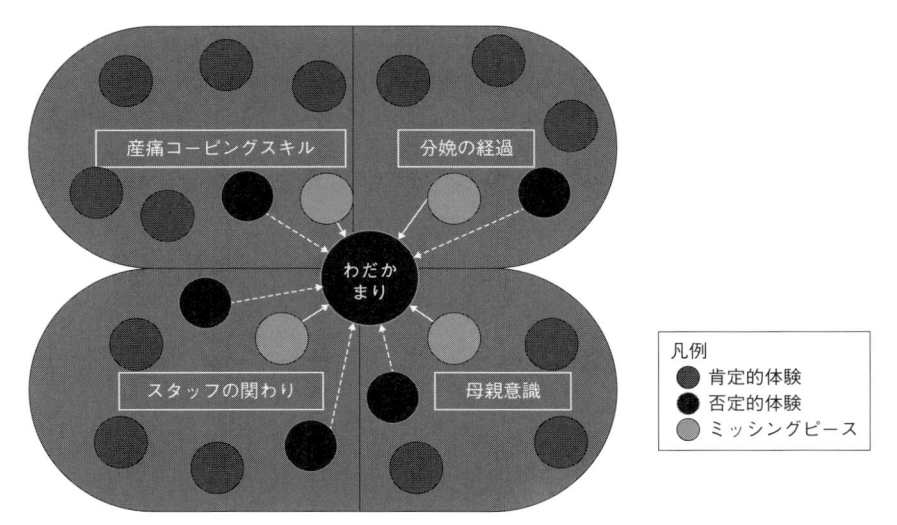

図6-4　出産体験のわだかまりのモデル

凡例
● 肯定的体験
● 否定的体験
● ミッシングピース

（産痛コーピングスキル／分娩の経過／スタッフの関わり／母親意識／わだかまり）

たり，恐怖や怒りなど心的な衝撃となる体験がミッシングピースとして母親の心に残る。それらがわだかまりとなり，重苦しさや不信，不満などの感情を伴う否定的な体験にこだわりが生じ，母親が，いらだちや無力感に苦しむ。母親が出産体験によるわだかまりを抱えていると，母親役割適応過程における受容期の段階でうまく適応できない状況が生じる。心理的にはうつ傾向を示し，心理的不健康な状態に陥ることがある。

出産体験のわだかまりのモデルを図6-4に示した。出産体験の振り返りは，≪産痛コーピングスキル≫≪分娩経過≫≪スタッフの関わり≫≪母親意識≫の4つの側面から行われる（常盤・今関，2000）。その4つの側面のいずれかまたはすべてに否定的体験やミッシングピースがある場合は，出産体験の振り返りに支障が生じる。母親の出産体験は，肯定的体験か否定的体験かというように2つに分けられるのではなく，4つの側面のいずれかに否定的体験もしくはミッシングピースが存在する。出産体験の振り返りを支援する際には，まず，4つの側面における肯定的体験を引き出し，母親に自分にも人に話せる肯定的体験があることを実感してもらった後に否定的体験について「聴く」ことが大切である。

出産体験の振り返りを支援する際に役立つアセスメント項目を表6-1に示す。

表6-1 出産体験の振り返りのアセスメント項目

産痛コーピングスキル	分娩経過	スタッフのかかわり	母親意識
①陣痛の強さに合わせて呼吸法ができた ②お産の痛みを受け止めた ③精神的に落ち着いてお産ができた ④「痛い」「助けて」など，弱音を言わなかった ⑤リラックスできた ⑥いきみ方がうまくできた ⑦苦しくても赤ちゃんのためにがんばった	①お産が順調に経過した ②自分の力で産むことができた ③自然な経過で生まれた ④自分の期待どおりのお産ができた	①すべて助産師に任せることができた ②処置や検査についてわかりやすい説明があった ③信頼できる助産師がそばにいた ④信頼できる医師がいた ⑤出産時に医師と助産師の連携がよかった ⑥自分のお産の経過を教えてもらった	①母親になる幸せを感じた ②赤ちゃんのことを考えた ③子どもが生まれてからのことを考えた

2.3.3 出産体験の振り返りと意味づけを支援するコミュニケーション・スキル

母親が，出産体験に否定的体験もしくはミッシングピースが存在する，あるいは，わだかまりをもっている場合は，看護者は，母親の出産体験の振り返りを支援する。母親が自分の気持ちを理解してもらえたという実感をもつことができれば，出産体験の意味づけが行われ，心理的に健康な状態を回復できる。

以下に，出産体験の振り返りを支援するコミュニケーション・スキルを示す。

①母親の出産体験を「聴く」という力

看護カウンセリングにおいて「傾聴」は重要な意義をもつ。「傾聴」とは，相手の話の文字どおりの意味だけを受動的に聴くというのではなく，耳と目と心を活用して，相手がどんな気持ちでこの話をしているのか，どうしてこんな

話し方をしているのかなど，積極的に相手をわかろうという姿勢で話を「聴く」ことである。わだかまりとは，「心の中にこだわりとなっている重苦しくいやな気分。特に，不満・不信・疑惑などの感情。心に悪い考えのあること」（デジタル大辞泉）である。河合・鷲田（2003）は，「聴くことの意義」について，語る人の言葉をほぐし，硬直した物語を解く力をもっていると述べている。

　出産体験にわだかまりがある場合は，出産体験が硬直した物語としてその人の心に重くのしかかっており，語りを構成する言葉が途切れたり，表情が硬くなったり，無表情になったりする。そのような場合は，語ることをせかさず，母親のペースで話せることから話すように伝え，母親から語られる内容をじっくり「聴く」ことが大切である。

②母親の言葉をありのまま受け取る

　看護者は，母親の出産体験について意見も評価もせず，母親の言葉を受け取ることが大切である。母親が言った言葉がたとえ間違っていても，とりあえずそのまま受け入れられた，それがそれとして肯定されたという実感をもってもらうことによって，自分のことがわかってもらえたという自信につながり，母親のアイデンティティの形成を助ける。母親が何を言おうと，言葉をそのまま受け入れてもらえるという確信，さらには語りだしたことで発生してしまうかもしれないさまざまな問題（泣く，沈黙，過呼吸など）にも，最後まで付き合ってもらえるという確信がもてることで，母親が言葉を紡ぎだす力をつけることができる。

③母親の言葉を受け止める

　わだかまりをもっている母親の出産体験の語りを「聴く」とき，看護者は，うなずきや相槌を打ちながら，母親から発せられる言葉を受け止める。母親が発した言葉を繰り返したり，時には，要約するなどして「あなたの話を関心をもってこのように理解しながら聴いていますよ」というメッセージをフィードバックしながら「聴く」ことによって，母親のわだかまりを解く力を支えることができ，心理的健康の回復を助けることができる。

④「間」を大切にし，母親から紡ぎだされる言葉を「待つ」

　出産体験の振り返りを支援して語りを聴く過程において沈黙が生じることがある。母親が言葉を紡ぎながら語るなかで，言葉が出なくなり，沈黙で「間」が生じた場合，看護職はその間を埋めようとして母親の言葉を積極的に引き出そうとするのではなく，「待つ」ことが必要とされる。鷲田（2003）は，「聴く」ことの力として，「間」を大切にすることは重要であり，「間」は自己調整の場であり，「間」の欠如（間がもてない，間が取れない）というのは，クッションのない卵の箱のようなもので，話し手と聞き手の固くてもろい相互の関係性をつくると述べている。コミュニケーション・スキルとして「間」の活用は重要である。つまり，沈黙が生じた場合にも，母親の気持ちをわかろうとする態度をもち，あなたに関心をもっていますよというあたたかい気持ちで次の言葉が紡ぎだされるのを待つことが大切である。

2.4 子どもを亡くした母親のグリーフケアを支援する看護におけるコミュニケーション・スキル

　子どもを亡くした母親のグリーフケアを支援する看護を実践する際には，周産期に子どもを亡くした母親の悲嘆の傾聴の症状について，以下の4つの観点から情報を得て，母親の悲哀のプロセスと健康問題をアセスメントする。

　①情緒的症状（ショック，抑うつ状態，麻痺，自責感，罪悪感，現実感の喪失，怒り，自我の喪失，不安，孤立感）

　②身体的症状（空虚感，胸が締めつけられる，息切れ，疲労感）

　③認知的症状（赤ちゃんのことが頭から離れない，幻を見る，幻聴：赤ちゃんの声，赤ちゃんが動く，集中できない，判断できない，赤ちゃんの空想，状況認識力の低下）

　④行動的症状（眠れない，薬物の使用，悪夢を見る，食欲不振，社会的孤立，逃避）の有無と程度

　グリーフケアの実践にあたっては，母親の話の内容や表情から，特に，悲しみの封印の有無には注意を要する。悲しみを封印している場合は複雑性悲嘆に移行する可能性があるため，悲哀のプロセスにおける無感覚に無理に介入することはせず，悲しみについて相談者が話せるところから話してもいいことを伝える。

　周産期の死別は，公認されない死という特徴があり，母親は，子どもの存在が周囲の人や社会に認められないことに心を痛める。特に，流産や死産の場合，母親を気遣う思いから，友人や両親が，亡くなった子どものことは忘れて次の妊娠を進めることがあり，母親が，子どもの存在が否定されたような感覚と母親になれなかったという喪失感にさいなまれ，心理的に傷つくことがある。

　周産期のグリーフケアでは，母親が子どもを亡くしたことに伴う苦痛や環境の変化を受け入れ，悲嘆を乗り越えようとする気持ちを支える。悲嘆作業が無理なく母親のペースで自然に進むように支援することが重要である。悲嘆からの回復には1年から数年の時間を要することと，それが直線的に進むものではないことを伝えることも大切である。周産期における子どもの死は，子どもとの思い出や遺品が少ないことが特徴であるが，妊娠・出産，亡くなるまでのターミナル期で子どもに行われたケアや処置，納棺のときの子どもにしてあげたことを丁寧に振り返ることを支援し，語りを引き出すことで母親としてのアイデンティティが形成され，母親としての自信につなげることができる。また，周産期の死は，子どもが生まれて周囲の人々と関係を築く前に亡くなってしまうことから，子どもの存在そのものが認識され難く，母親の悲しみは周囲から理解されにくい。母親のグリーフケアを支援するうえで最も重要なことは，亡くなった子どもの尊厳を守ることである。周産期に子どもを亡くした母親の多くが，医療スタッフが亡くなった子どもをまるで生きている子どものように接してくれたことに癒されたということを語る。広瀬（2011）は，「悲嘆そのものに癒しの力がある」と述べている。子どもを亡くした母親のグリーフケアでは，あたたかい心で母親が悲嘆と向き合い，悲嘆過程を支えることで，

母親としてのアイデンティティの形成と発達を促すことができる。

3．老年看護領域：高齢者と援助関係を築くためのコミュニケーション・スキル　千葉京子

3.1　高齢者と看護学生

　老年看護学実習で学生から，「受持患者さんと何を話してよいかわからない」と相談されることがある。疾患の症状を観察するほかに，共通の話題を見つけられず，会話が続かないと言うのである。少子高齢化の進む日本では，三世代世帯は減少し，高齢者と看護学生の接する機会は希薄化している。高齢者世代と20歳前後の若者世代は世代間の異質性が大きく，お互いの世代に対する認識不足とそれを背景とした高齢者のコミュニケーション能力の低さというステレオタイプの認識の存在も考えられる。同世代同士では同質性が高いためコミュニケーションは容易であるが，異世代間では異質性がありコミュニケーションは困難である（藤田，1994）。高齢者と看護学生には世代間ギャップがあり，コミュニケーションの妨げが生じやすいと考えられる。

　看護学生が臨地実習でコミュニケーション不安を起こす要因の1つに，コミュニケーション・スキルの欠損があることを伊藤（2001）は明らかにした。コミュニケーション・スキルは行動であるため，看護基礎教育において適切なトレーニングを受けることができれば，十分に習得できる。習得できればコミュニケーション不安は緩和し，患者-看護師の援助関係を築きやすくなる。

　超高齢社会において，病院，施設や地域などさまざまな場で高齢者ケアを行う機会が増えていることから，ここでは高齢者とのコミュニケーション・スキルをとりあげる。対人コミュニケーションに影響する高齢者の特徴を踏まえ，高齢者とのコミュニケーションに重要と思われるスキルをとりあげる。

3.2　加齢が記号化と解読化に与える影響

　人と人が音声や身体，事物などのいくつかの手がかり（媒体）を用いて，心理的に意味のあるメッセージを伝え合うことを対人コミュニケーションと言う（大坊，1998）。対人コミュニケーション過程の構成因は，送り手であり受け手となる高齢者と看護学生それぞれ「個人」の要因と，その場面で使える「媒体」，そして対人関係や目標などを含めた「状況」の要因に分けて考えることができる。また，記号化と解読化は密接な関係にあり，記号化と解読化に影響を与えるのが「個人」の要因，「媒体」と「状況」の要因である（図6-5）。そこで高齢者とのコミュニケーションを考えるにあたり，これらに焦点を当てることとする。

3.2.1　「個人」の要因：高齢者の特徴

　個人の要因としては，性別，発達段階，人格特性，表現や理解の能力などがある。ここでは発達段階において老年期にある人の要因をとりあげる。老年期

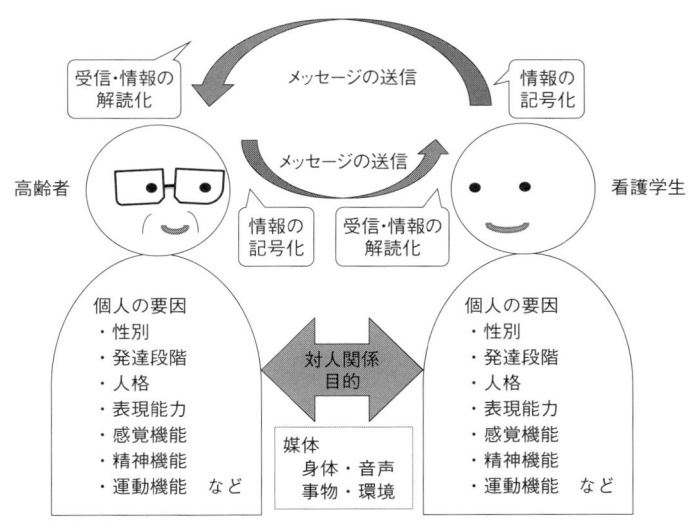

図6-5 対人コミュニケーション過程の構成因

は心身の健康や経済的基盤，社会的つながり，生きる目的の喪失感を体験する時期であり，社会活動や社会参加などの生きがいを通じた対人関係の維持が心身の健康にとって重要である。しかし，高齢者は加齢に伴ってさまざまな身体能力の低下を経験し，それをきっかけにして他者とのコミュニケーションが困難になる場合がある。コミュニケーション能力は感覚機能・言語機能・認知機能・精神機能など，さまざまな要因が関与する。加齢による感覚機能の低下は，個人差はあるがすべての人に起こる。特に，聴覚機能と視覚機能の低下は高齢者の生活に多大な影響を及ぼし，対人コミュニケーションに支障をきたす。さらに，加齢に伴っての認知機能の低下や精神機能の変容もコミュニケーションに大きく影響を与える。

(1) 聴覚機能の低下

聴覚機能は40歳代から低下する。高齢者に多いのは老人性難聴である。難聴には，伝音(性)難聴，感音(性)難聴，混合性難聴があるが，老人性難聴は感音(性)難聴である。感音(性)難聴は内耳にある蝸牛の有毛細胞の減少により生じる。蝸牛の入口に近い方にある有毛細胞が高い周波数の受容を受けもっているが，入口近くから有毛細胞は減少しやすいため，加齢に伴い高い周波数の音から聞こえにくくなる。老人性難聴は単に音が小さく聞こえるわけではない。高い音域や子音（カ・サ・タ行など）が聞こえにくく，明瞭に聞き分けられない症状である。全体的にくぐもり，ハンカチを口に押し当てて発声されたような聞こえになる。

老人性難聴は生理的側面からだけでなく，心理的側面からも高齢者のコミュニケーションに影響を及ぼし，言語コミュニケーションに対する意欲だけでなく，社会参加への意欲も低下させてしまう。

伝音(性)難聴の原因は耳垢による外耳道の閉塞が多く，他には外耳道や鼓膜の損傷などがある。耳垢は除去すれば難聴が軽快することがあるため，耳垢の有無を観察することも必要である。

(2) 視覚機能の低下

　視覚機能には視力，順応，色覚がある。視力は40歳代から低下し，高齢者に多くみられるのは老視（老眼）である。調節に関わるのは毛様体輪状筋，Zinn小帯，水晶体であるが，このうち水晶体の弾性が加齢とともに低下して調節力が減弱し近方視が困難になってくる。弾性が低下するのは水晶体皮質の割合が減少し，弾力性のない硬い水晶体核の占める割合が加齢とともに大きくなるためである。80歳代では90％以上が罹っているとされる加齢白内障は，加齢変性により水晶体構成蛋白が混濁し，視野全体の見にくさと，光の散乱による羞明（しゅうめい）が生じる。また，瞳孔の大きさは照度，年齢，感情，近視度などに影響を受ける。明所での最適の瞳孔径はおよそ2.4 mmであるが高齢者の瞳孔はやや小さく2.0-2.5 mm程度となる。これを老人性縮瞳と言い視力は低下する。

　物体の輝度や明暗順応によっても視力は変化する。網膜視細胞にある錐体と杆体が明暗順応に関与する。錐体にはさらに青，緑，赤の光に感応する3種類があり色覚をつかさどる。加齢に伴い網膜視細胞は減少し，特に青錐体系反応は加齢変化を受けやすいため，青色・紫色・緑色・黄色といった色の区別が難しくなる。

　このように視覚機能の変化として生じるのは，視力低下，近くのものが見えにくい，視野の狭窄，明暗順応の時間の延長，青や黄系統の色の識別低下などである。加齢という生理現象だけでなく，加齢白内障，加齢黄斑変性といった高齢者にみられる疾患により生じることもある。また，筋力低下や腰椎圧迫骨折などによる姿勢の変化や歩行機能の低下から転倒を心配して前方斜め下に視線を向け歩く高齢者もいる。視線がつねに下を向くことで，高い位置の情報に気付かないことも多い。

　高齢者は環境への適応能力が低いと言われ，特に視覚機能の低下のある高齢者は環境情報が得られにくいことにより，不安感やうっとうしさが増強するなど，心理的にも影響が及ぶことが考えられる。読書や映画鑑賞など趣味活動が消極的になることもある。視覚機能の低下は高齢者の楽しみや生きがいにも少なからず影響を及ぼす。

　このように，高齢者とのコミュニケーションでは視力低下，視野や色覚の変化などから情報が得られにくいこと，文字の読み取りの困難，またどのように見えているのかなどを考慮する必要がある。

(3) 精神機能の低下

　情報の理解や解釈には，認知機能が関与する。加齢による認知機能の変化は軽度の記憶障害程度のものから，自立した生活が送れなくなる重度の障害に至るものまでさまざまである。認知機能の変化により記憶，見当識，会話，意思疎通，日常生活などに障害が生じる。記憶には3つの過程があり，記銘，保持，想起である。記銘は情報の入力・覚えこむこと，保持は記銘したものを覚えておくこと，想起は保持しているものを思い出すことである。新しい情報を覚えたり関心のない事柄を覚えることに苦労するなど，加齢に伴い記銘と想起の衰えを実感することが増える。しかし，記憶過程のすべてが障害されるわけ

ではない。どのような情報が覚えられ，覚えにくいのはどのような情報か，どのようなときに思い出しにくいのかについて知っておくことが重要である。

知能とはものごとを合理的に判断し，課題を処理するための総合的な能力のことである。知能の加齢変化をとらえるために，流動性知能と結晶性知能に分類するモデルがある。流動性知能とは感覚器を通じて得た情報を素早く処理する能力を反映する。結晶性知能は過去の経験や教育を通じて蓄積された知能で，知識や判断力を反映する。加齢による影響を強く受けるのは流動性知能で，成人前期をピークに課題の対処やものごとの処理が遅くなる。結晶性知能は維持され低下は緩徐である。つまり，加齢の影響を受けやすい知能と受けにくい知能があるわけである。

精神機能の変化は高齢者の体験する内容によりもたらされ，退職などによる収入の低下や役割の喪失，友人や家族の喪失，加齢現象の自覚などがある。これら心理・社会的な喪失体験は，感情の落ち込みや引きこもりを生じさせやすく，孤独感，無気力感，倦怠感から他者との交流が減少することが考えられる。コミュニケーションの困難さから，頑固や非協力的という誤解を招く可能性があることも指摘されている。社会との接点を失うことなく，対人関係を維持することは，高齢者の良好な健康状態を維持するという点で不可欠である。このことから高齢者とのコミュニケーションでは，質と共にコミュニケーションの機会を増やすという量にも注意することが重要である。

(4) 個別性の理解

上述したように，加齢により生理機能は低下し，身体の恒常性が維持しにくくなる退行性変化の過程をたどるが，すべてが衰退のみではない。その過程は個々の生活習慣や環境・社会関係などに影響されるため，必ずしも一様ではなく個人差が大きい。豊かな経験により蓄積された結晶性知能は低下することなく，維持・向上が認められている。看護者は高齢者の「できないこと」にのみ注目せず，「できること」も注目し，コミュニケーションに活用していくのも老年看護の重要な視点である。

以上，加齢による身体機能および精神機能の変化がコミュニケーションにおいても記号化や解釈化に影響を及ぼすが，一人ひとりの個別性をとらえ，できること・保たれている能力を活用することも可能である。看護者は高齢者とのコミュニケーションを大切にしようとする姿勢がまず必要であり，関係性が築ければ体調の変化とそれに伴う不安感や疑問，さらには日常の生活習慣や，家庭や地域での健康問題に関連することを聞くことができるだろう。

3.2.2 「媒体」

メッセージを伝えるために具体的にその場面で用いる，身体，音声，事物や環境が媒体となる。直接的な対面場面であれば言語的・非言語的コミュニケーションを行うことができる。「個人」の要因によって，たとえば発声できない状態であれば書字でのやりとりになるので，媒体は紙面などになるだろう。間接的な場面で，たとえば電話での会話であれば媒体は電話となり，インター

ネットでのやりとりであればパソコンや携帯端末などになる。
　環境には，空間の広さ，家具や小物などの配置，温度，湿度，照度，騒音，匂いなどが含まれる。高齢者にとって安全で快適と感じられる環境であるかはコミュニケーションに影響を及ぼす。

3.2.3　「状況」の要因：対人関係・目的（目標）
　状況に含まれるものは，コミュニケーションに関わる個人の親しさの程度や関係性，公的な場面か私的な場面か，どのような目的でメッセージを伝え合うのかということなどである。看護学生が高齢者を受持実習を行うとき，実習開始時には初対面で，病院や施設という公的な場面における患者と看護学生という役割に基づく関係である。学生は実習の目的・目標を踏まえ，高齢患者の健康問題を改善するため援助関係を円滑にすることを目的として，コミュニケーション・スキルを組み合わせて使用する。その後，実習期間終了に向け関係維持から関係終了へのコミュニケーション・スキルを使用する。

　以上述べたように，記号化と解読化に加齢の影響を受けた高齢者とのコミュニケーションは，「個体」の要因，「媒体」や「状況」の要因を考慮してコミュニケーション・スキルを用いることが効果的となる。

3.3　高齢者とのコミュニケーション・スキル

　高齢者は長い人生を歩み，その人独自の生活史，人格，心身の健康状態，社会的環境などが互いにその高齢者の今の在り方に複雑な影響を与えている。したがって個別性を尊重したかかわりが求められることになる。個別的なかかわりが必要な高齢者にとってさまざまなコミュニケーションを図ることは，発達段階における心理・社会的発達を促進する機会となり，同世代あるいは異世代との交流の場ともなる。
　看護者に対しては，加齢による「個人」の要因の変化を理解し，コミュニケーションの目的に応じたコミュニケーション・スキルを用いることが必要となる。このときに大切なことは，高齢者の自尊心を尊重し，保有する能力を活かし，その人の価値観・人生観や感情を理解しようとする姿勢でコミュニケーションを行うことである。基礎的なコミュニケーション・スキルについてはすでに別の章で説明しているので，ここでは高齢者と対人関係を発展させるという目的をもつコミュニケーション・スキルを主にとりあげる。

3.3.1　メッセージの送信（記号化）
　高齢者との対人関係を発展させるという目的を達成するために，コミュニケーション・スキルを組み合わせて実施する。看護における社会的スキル尺度を構成するスキル（千葉・相川，2000）も含めて以下に記した。（　）内は対人コミュニケーションのチャネルを示す。
①高齢者に近づく（プロクセミックス）
　高齢者の表情の細部まで見ることができる距離（120 cm以内）とする。高齢

者に難聴や視力低下がある場合はさらに距離を縮めて45cm以内とする。視野が狭くなっていることも考慮し，話者が誰かわかるように，口唇の動きが見えるよう正面に位置する。

②挨拶する・会話のきっかけをつくる（発言の内容）

自己紹介，高齢者確認から始める。高齢者をリラックスさせるアイスブレーキング（ice breaking）の効果がある。ちょっとした会話（天気・季節・服装などの話題）を差し込む。敬意を示し，敬語を使う。

③表情豊かに接する（身体動作）

表情は人に多くのメッセージを送信している。穏やかな表情は高齢者の緊張を緩和し，安心感を与える。

④質問する・なぜこの情報を尋ねるのかを説明する（発言の内容）

意識的に開かれた質問（open-ended question）を使用する。はじめに多用し，高齢者が自由に話しやすいようにする。その後で，看護問題の焦点化に必要なことを閉ざされた質問（closed question）を用いて行う。質問攻めにしないよう注意する。質問だけでなく，尋ねる理由も伝え，理解してもらう。看護学生は内容に応じて自己開示を行う。

⑤やや前傾姿勢をとり，視線を合わせる（身体動作）

高齢者の話に関心をもっていることを示す。同じ目の高さで，長い時間をかけて見つめることで伝わりやすくなる。

⑥環境を整える（物理的環境）

雑音が少ない，話に集中できる静かな環境とする。近くにいる他者の存在が影響していないか注意する。照度は明るめにすることで高齢者に視覚情報を伝えやすくなる。

⑦高くない音域で，ある程度の大きさの声でゆっくりと話す（近言語的）

句読点を目安に間をおき，自然な抑揚をつけて話す。語尾は明確に，高齢者の顔を見つめながら話す。難聴の高齢者だからゆっくり話さなければと意識しすぎると，一音節ごと区切った発音となりメリハリのない平坦な声になる。これでは逆に聞こえにくくなるので注意したい。また，難聴の場合，音が聞き取りにくいため，高齢者自身が大きな声で話すようになると思われるが，外耳道に障害物がある場合は，高齢者自身の声が強められるため，話す声が小さくなる場合もある。

⑧知識や認知機能に応じた言葉を使う（発言の内容・意味）

高齢者の表現を助ける言葉を使い，ニーズや感情を知る。自尊心や記憶にあわせて，情報提供も行いながら話す。

⑨話しているときに，そっと身体に手を添える（身体動作）

高齢者に親しみを感じていること，関心をもっていることを伝える。柔らかく触れる，広い面積を触れる。

⑩ユーモアを取り入れる（発言の内容）

会話は目的的な内容だけでなく，微笑み（笑い）をもたらす内容を盛り込む。感情はコミュニケーションに大きく影響するので，ユーモアを取り入れ，安心感やリラックスを感じられるようにする。

⑪見やすい資料を呈示する（媒体）
　視力低下を配慮した文字の大きさ，色覚の低下を配慮した色使い・コントラストの明瞭化など，見やすさを配慮した資料を用いる。

3.3.2　メッセージの受信（解読化）
　高齢者が看護学生と対人関係を発展させたいと応答しているかを観察する。
① 身体や視線をあなたのほうに向けている（身体動作）
② あなたとの対人距離を 45 cm 以内，あるいは 120 cm 以内に保とうとしている（プロクセミックス）
③ 表情は穏やかである（身体動作）
④ あなたの問いかけに返答する・表現している（発言の内容，近言語的，身体動作）
⑤ あなたに意味がわかるように話している・表現している（発言の意味，近言語的，身体動作）

　上記のコミュニケーション・スキルは，看護学生からの情報の送信（記号化）に対して，高齢者が情報の受信（解読化）により，看護学生への関心を示し，会話をしたい，健康問題を伝えたいというメッセージを伝えているコミュニケーション・スキルである。

　この他に長田（1994）は社会的スキルのリストのなかに，「年上・年下とつきあうスキル」をあげている。これは世代の異質性，つまり年齢や世代が違うと感じる相手とかかわるスキルと考えられる。基本的には対人コミュニケーションのスキルと共通であるが，社会的スキルを用いて年齢の違いを埋め，心理的に近づくことが課題と言える。「年上・年下とつきあうスキル」のなかから，高齢者とかかわるうえで重要と思われるスキルを以下に呈示する（表6-2）。

表 6-2　高齢者とのコミュニケーション・スキル （長田，1994 から作表）

コミュニケーション・スキル	目標行動
話を合わせる 高齢者の話すことを促す	傾聴する，視線を合わせる，上半身を少し高齢者に傾ける，相づちをうつ，質問する，高齢者のペースで会話を進める，話の腰を折らない，自己開示，受容
相手を立てる 適切な敬意を示す	敬語を使う，謙虚さを示す
上手に褒める 満足感を与える	挨拶する，微笑む，視線を合わせる，相づちをうつ 肯定的な事柄をとりあげる
相手を気づかう 状況に合わせる	共感を示す，挨拶する
相手の都合に合わせる	アポイントをとる，挨拶する，上手に断る

3.4　高齢者とのコミュニケーション・スキルを高める授業

　コミュニケーション・スキルを高める方略としてソーシャル・スキル・ト

レーニング (social skills training：SST) の手続きを用いる。ソーシャル・スキルは学習可能な行動として，行動およびそれと関連する認知を中心にとらえている認知行動療法の一技法である。SSTを通じて，適切な行動レパートリーの獲得が可能になると考える。ソーシャル・スキルは社会的スキル，日常生活技能とも記されている。ここで述べるソーシャル・スキルは，対人関係技能に特化したもので，コミュニケーション・スキルと同義語と考える。SSTを老年看護学の授業に取り入れているので紹介する（千葉, 2001）。

3.4.1 目　的
3年次の各論レベルの看護学実習が開始となる前に，コミュニケーション・スキルを習得することにより高齢者との援助関係を築きやすくし，老年看護学実習への適応を高める。

3.4.2 方　法
①一斉講義でソーシャル・スキルの理論的説明を行う。
②学生に日常生活や実習で困った場面やうまくいかなかった場面を記述してもらう。
③学生が記述した場面で，不足しているスキルは「挨拶をする」「質問をする」「断る」「会話を継続する」「共感を示す」などが多い。これらをうまく行えるようSSTに取り入れて実施する。
④1グループ9名程度の小集団とし，教員がリーダーとして参加し，SSTの基本的技能にそって実施する（図6-6）。

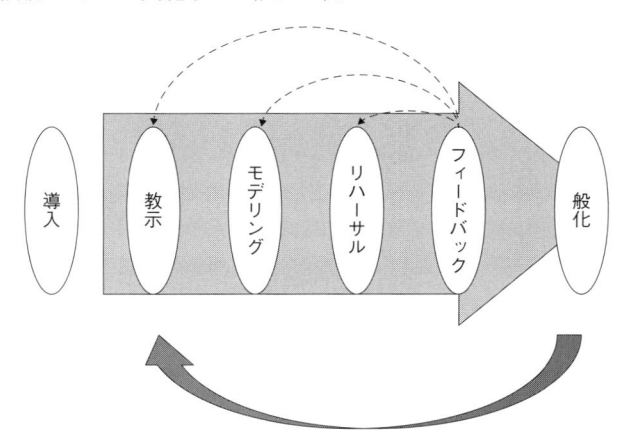

図6-6　SSTにおける基本的技法

導入 → 教示 → モデリング → リハーサル → フィードバック → 般化

以下に，SSTで実施した内容の一部を紹介する。受持高齢患者の病室に行き，挨拶の後の話題が続かなくて困ったという看護学生が多いことからとりあげた。

　　課題：高齢患者の病室に初めて訪室したときの挨拶と会話を継続する。

　　　目標行動（ソーシャルスキル・スキルの組み合わせ）

①高齢患者の顔を見つめる（視線を合わせる）。
②お辞儀をする（ゆっくり頭を下げ，一番頭を下げたところで3秒数え，ゆっくり頭を上げる）。
③穏やかな表情（高齢患者の状態は考慮する）。
④挨拶する（はっきりとした大きめの声）。
⑤適切な内容を話す（自己紹介として自分の身分，実習目的，実習期間などを話す。「よろしくお願いいたします」と伝える）。
⑥話の段階的発展
・自分から話しかけて，短く話す。
・高齢患者から話しかけられたら短く答える。
・いろいろな世間話（天気・気候・出身地・入院前の生活や自分が学んでいることなど）を行い，会話のキャッチボールを楽しむ。
・高齢患者の気持ちに共感しながら，話を聴く。

　コミュニケーション・スキルはある状況に適した行動である。自分が置かれている状況やコミュニケーションの相手に応じた行動変化の柔軟性がその実施には必要であり，固定的なものではない。
　高齢患者と看護学生の関係は援助関係であり，援助者である看護学生と，被援助者である高齢患者との間の，目的をもった，意図的な相互作用である。この援助関係は，高齢患者が自分の健康問題を認識し，自己の力によって問題に対処し，それらの経験を通して成長発達を促進することを目指す関係である。
　「私は高齢者になったことがないから，わからない」という看護学生もいる。たしかに老年期を体験していないので，理解は難しい。しかし，経験がないからといって高齢者ケアを実践しないわけにはいかない。老年期がどのようなことであるのか少しでも理解できるよう知識やスキルを身につけ，高齢者に真摯に向き合うことが大切である。そのための教授・学習法として高齢者疑似体験やSSTを授業にとりいれ，アクティブ・ラーニングを実施することは学生の能動的な学修も期待できると考える。
　コミュニケーション・スキルは，医療の中心となる技術であり，トレーニングによって向上するものである。しかし，臨床経験のみでは不十分であり，看護基礎教育において体系立てて教授することが必要と考える。

4．がん看護領域：告知場面における患者の感情表出と情報収集を促進するためのコミュニケーション・スキル　大場良子

　看護師は，患者と多くの時間を共有し，つねに身近な存在として患者を支える立場にある。特に，がん看護では身体的ケアの提供だけでなく，適応に向けた心理的援助が必要であり，看護の果たす役割は大きい。日常で交わされる患者とのコミュニケーションでは，患者の不安を和らげたり，安心感を与えたり，時には，精神的な回復力を助けることも可能である。
　ここでは，がん患者，特に性と生殖の問題と対峙する婦人科がんの特徴を踏

まえたうえで、がん看護に求められるコミュニケーション・スキルについて述べる。

4.1 婦人科がん患者の特徴

4.1.1 患者の状況と支援の必要性

日本では、生涯で2人に1人ががんに罹り、3人に1人ががんで亡くなる時代になった。なかでも、子宮頸がん、子宮体がん、卵巣がんといった婦人科がんは、近年、罹患率、死亡率が増加傾向にある。2012年の部位別がん罹患率では、乳がんが1位、子宮がんが5位である。また、子宮頸がんは、若年層で著しく増加しており、妊娠・出産する年代と重なることから、女性にとっては深刻な疾患である。

一般的にがん治療は、その人の命を救うことが目的とされるが、婦人科がんの治療は、命を救う代わりに、女性としての生殖機能を奪う可能性をもつ。すなわち、婦人科がん患者は、治療によって、性と生殖の問題に対峙することになる。これは、婦人科がんの治療における難しい問題のひとつである。このため、婦人科がん患者に対して、看護師は、がんの診断時における治療と女性性の問題について、彼女らが納得した意思決定ができるように支援をすることが求められている。

一方で、子宮頸がんはHPVワクチンによって、唯一「予防できるがん」であるとされる。また、子宮がん検診が普及したことにより、初期で見つかることが多くなり、治癒率も向上している。子宮がんは、2012年の調査によれば、部位別罹患率が5位ではあるが、部位別死亡数は他のがんに比べて少なく、5年生存率も70-80%と高い値を示している。このことから、子宮がん患者は女性性の問題を抱えながら、長期的にサバイバーとして生きることになるため、女性患者たちの診断時の意思決定がその後の生活にも影響する。それだけに、治療後も継続した心理的支援が求められる。

4.1.2 治療による生活への影響

子宮頸がんや子宮体がん、卵巣がんの治療法は、手術、抗がん剤治療、放射線治療（外部照射、腔内照射）があり、がんの進行度により、推奨される治療法は異なる。しかし、日本では「手術で取りきれるがんはまず切除する」ことが第一優先とされている。一般的な手術には、「子宮頸部円錐切除術」「単純子宮全摘出術」「準広汎子宮全摘出手術」「広汎子宮全摘出術」があり、最近では、妊娠を強く望む場合には、「広汎性子宮頸部摘出術」が試験的に行われ始めている。また、海外では、放射線単独治療も選択肢の1つとされ、手術と同等の治療効果が示されている。

婦人科がんの治療は、がんを治すというメリットだけでなく、以下にあげた合併症や後遺症、副作用などのデメリットもあり、患者は治療を乗り越えた後に多くの問題を抱えて生活を送っている。

HPVワクチン

ヒトパピローマウイルス（HPV）は、皮フや粘膜に感染するウイルスであり、粘膜に感染するHPVのうち少なくとも15種類が子宮頸がんの患者から検出されている。HPVワクチンは、新たなHPV感染を予防することで子宮頸がんの発生を食い止めようとする考えから開発されたものである。

(1) 排泄障害

広汎子宮全摘出術を受けた患者は，尿意を感じにくい，または，尿意を感じても尿がでにくい，尿もれ，便秘などの症状がみられることがある。術後，尿意がもどらない患者は，自己導尿や時間を決めて排尿することが必要になる。患者のなかには，下腹部を押したり，排尿する姿勢を変えたりと排尿スタイルを工夫する者もいる。尿もれがある患者は，つねに尿とりパットをあてるなど工夫している。いずれの場合も，これまで意識してこなかった「排泄」に対して，なんらかの対処をしながら生活を送っている。

(2) リンパ浮腫

がん病期において，子宮頸がんのⅠｂ期以上，子宮体がんや卵巣がんのⅠａ期以上はリンパ節郭清を標準治療としている。婦人科がんの場合，骨盤内のリンパ節を切除する影響により，下腹部や会陰部，下肢に浮腫が起きることがある。術後早期から，10年を経過して発症することもあり，長期的にセルフケアが必要とされる。

(3) 卵巣欠落症候群

卵巣を切除するか否かは，がんの進行度や患者の年齢によって大きく変わる。両側の卵巣を切除した場合，急に女性ホルモンがなくなることで，のぼせ，冷や汗，頭痛，動悸，イライラ，倦怠感など更年期障害と同じような症状が現れる。症状の程度に個人差はあるが，特に閉経前の女性の場合は自然な閉経よりも強く症状が現われることがあるため，日常生活への支障が大きい。

(4) 不妊の問題

手術によって，子宮や卵巣を摘出した場合，妊娠や出産は不可能になり，また，抗がん剤治療や骨盤内への放射線治療による卵巣機能の低下に伴い，妊娠の可能性は低くなる。治療した後も，子どもを望む思いは変わらず続いており，一度は子どものいない人生を受け入れたつもりでも，治療後の心身の回復や女性を取り巻く環境の変化に伴って，苦悩の強さは変化する（渡邊，2008）。実際に，リスクを承知で子宮を温存することにこだわる女性や，治療前に未受精卵子や受精卵子の凍結保存をして，日本では認められない代理出産を求める女性がいる現状を理解しなければならない。

(5) 性的な問題

広汎子宮全摘出術では，膣の上部を数センチ切除されるため膣の長さが短くなり，また卵巣も切除している場合には，分泌液（潤い）がなくなることで，性交渉時に痛みを感じやすくなる。このような身体的な負担によって，性交渉に対し恐怖感や抵抗感を抱いている女性が多い。

4.1.3　治療による心理への影響
(1)　女性性の喪失

女性性の心理は，リプロダクション（子どもを産むことに対してもともと

もっていた考え方や心構え）に由来し，女性としてのアイデンティティを支えるものである。婦人科がんは，外見的な変化は伴っていなくても，子宮を失う，月経が消失するといった内在的な喪失は，個人がこれまで形成してきた女性らしさ（femininity）の喪失として心理的な危機を生じさせる場合がある（渡邊，2008）。このように，婦人科がんは，生殖と性に関連する臓器のがんであり，女性性にまつわる問題が必然的に生じてくる。

(2) パートナーとの関係性の変化

治療後，身体の回復にしたがって浮上してくるのがパートナーとの性の問題である。治療に伴う性的な問題に関しては，パートナーと共有することができずに，パートナーの性的欲求に苦痛を感じていたり，また，パートナーに対して申し訳なさを感じたりする女性も多い（渡邊，2008）。さらに，医療者に対しても相談をためらうことで，結局，誰にも相談できないまま一人で悩みを抱える現状がある。

(3) スティグマ

婦人科がん患者の多くは，生殖器に関わるがんへの羞恥心から孤独感を抱きやすい。それには，子宮がんは性交渉が盛んな女性にかかりやすいといった社会の誤った認識が影響していることも要因の1つとしてあげられる。

がん患者という病者の自分とそうでない相手との心理的な距離感だけでなく，子どもを産めない自分と産める女性との間の心理的な溝または境界のようなものを感じることもある。こうした他者からのまなざしの変化と，変わってしまった自分のからだに対する自分自身のまなざしの変化が，自らを苦しめている。これらは，新たな人間関係を築くうえでは大きな障害となりうる。

> **スティグマ**
> 汚名や烙印と和訳される。他者や社会集団によって個人に押し付けられた負の表象のこと。

4.1.4 告知後の心理反応

婦人科がん患者に限定されてはいないが，がん患者が経験する心理反応は，がんの種類やその治療法によって影響を受け（内富，2007），時期や段階において特徴があるという（岡村，2010）。マシーとホランド（Massie & Holland，

表6-3 がん患者の告知後の正常な反応（Massie & Holland, 1989／邦訳，1993より，一部改変）

第1相：初期反応の時期（1週間以内）
ショック「頭が真っ白になった」 否　認「がんになるはずがない」 絶　望「治療してもむだだ」
第2相：不安と抑うつの時期（1-2週間）
不安・抑うつ気分 食欲不振・不眠 集中力の低下・日常生活への支障
第3相：適応の時期（2週間-）
新しい情報への適応 現実問題との直面 楽観的見方ができるようになる 活動の再開・開始

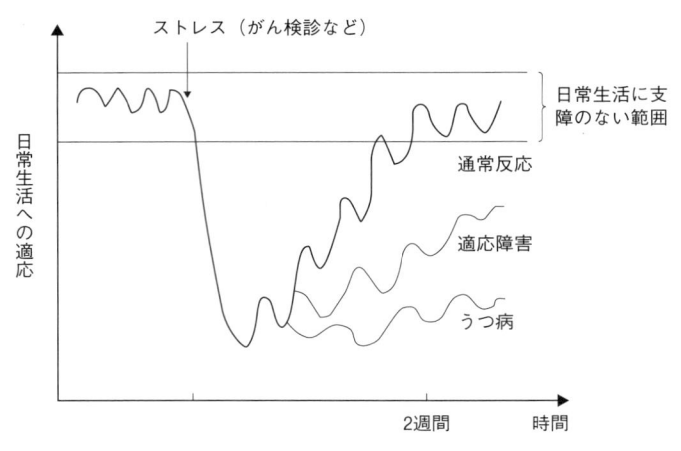

図 6-7　ストレスに対する心理反応（松島, 2010 より）

1989／邦訳，1993）は，がん患者の告知後の通常の心理反応を3つの相に分けて説明した（表6-3）。

第1相は，告知を受けて1週間以内に起こる初期反応で，ショック，疑惑，否認，絶望などが中心になる。その後の第2相では，不安や抑うつ気分，集中力低下，日常生活の支障，食欲不振，不眠がみられ，このような状態は通常1－2週間程度続く。さらに2週間が経過すると，精神的にも落ち着きを取り戻し，現実的に受け止めて新しい出来事に対して行動できるようになる。これが第3相の適応の時期である。しかし，図6-7に示したように，一定期間経過しても精神的に不安定な状態が続き，生活に支障が出ている場合は，「適応障害」や「うつ病」の可能性を考慮し対応する必要がある。

これらの反応を参考にすれば，がんの診断が患者にとってストレスフルであることがわかる。さらに，婦人科がん患者は，診断に加え，女性性の問題と対峙しなければならない状況がある。このために，女性患者たちの心的衝撃に対する支援に加え，混乱のなかにあっても納得した意思決定ができるように支援することが必要である。このような支援において，看護師には患者との人間関係を築き，患者が体験に伴うネガティブな感情を表出したり，意思決定のための情報を収集したりすることを促進するためのコミュニケーション・スキルが求められる。

4.2　がん患者の告知場面におけるコミュニケーション・スキル

がん医療の告知には，病名告知から始まり，再発・転移，および予後（余命）などがあり，患者の病状の経過にしたがい段階的に行われる。そもそも，病名や病状，余命などを伝える利点には，①患者が正しい医療情報を理解したうえで，治療法を選択し，納得したうえで医療を受けることができること，②真実を知ることにより，良好な患者と医療者間のコミュニケーションが築かれ，信頼関係が深まること，③未解決の問題を優先的に解決することが可能となり，残された時間を有意義に過ごすことができる，などがあげられる（明智，2003）。しかしながら，このような医療上の告知の多くは，「個人の未来像

に有害かつ重大な影響をもたらす情報」(Baile et al., 2000) であり,患者家族に与える衝撃は大きい。そのため,告知場面では,特別な配慮が必要であり,医療者のコミュニケーション・スキルの向上が求められている。

北米では真実を伝える際のコミュニケーション・スキルとして,表6-4に示した「SPIKES」という6段階のアプローチが示されている(Baile et al., 2000;Buckman, 2000/邦訳, 2006)。日本では,患者が医師に対して望むコミュニケーション・スキルとして,表6-5に示した「SHARE」がある(藤森・内富, 2009)。

看護師はさまざまな告知の場面に遭遇する。特に告知前後における看護師の役割は非常に大きい。ここでは,まず,告知場面における看護師の役割と患者の感情表出や情報収集を促進したりするためのコミュニケーション・スキルについて述べる。さらに,婦人科がん患者の告知場面でのコミュニケーション・スキルを検討する。なお,人間関係を築くためのコミュニケーション・スキル

表6-4 「SPIKES」真実を伝える際の6段階のプロトコール(Buckman, 2000を参考に作成)

step 1	面談の設定(S;setting)
step 2	患者の認識を評価する(P;perception)
step 3	患者からの求めを確認する(I;invitation)
step 4	患者に知識と情報を提供する(K;knowledge)
step 5	患者が抱く感情に共感を込めて対応する(E;emotion)
step 6	方針とまとめを示す(S;strategy and summary)

表6-5 「SHARE」患者が望むコミュニケーションの4要素(藤森・内富, 2009より)

Supportive environment(支持的な環境)
・十分な時間を設定する ・プライバシーが保たれた,落ち着いた環境を設定する ・面談が中断しないように配慮する ・家族の同席を勧める
How to deliver the bad news(悪い知らせの伝え方)
・正直に,わかりやすく,丁寧に伝える ・患者の納得が得られるように説明する ・はっきりと伝えるが「がん」という言葉を何度も繰り返さない ・言葉を注意深く選択し,適切に婉曲的な表現を用いる ・質問を促し,その質問に答える
Additional information(付加的な情報)
・今後の治療方針を話し合う ・患者個人の日常生活への病気の影響について話し合う ・患者が相談や気がかりを話すよう促す ・患者の希望があれば,代替療法やセカンド・オピニオン,余命等の話題をとりあげる
Reassurance and Emotional support(安心感と情緒的サポート)
・優しさと思いやりを示す ・患者に感情表出を促し,患者が感情を表出したら受け止める(例:沈黙,「どのようなお気持ちですか?」,うなずく) ・家族に対しても患者同様配慮する ・患者の希望を維持する ・「一緒に取り組みましょうね」と言葉をかける

は第5章，カウンセリング技法やマイクロカウンセリングの基本的かかわり技法は第4章を参照していただきたい。

4.2.1　面談の準備

面談の前には，患者家族や医師に対し，以下のような確認と共通理解が必要である。面談を準備する際のコミュニケーション・スキルのポイントについては，表6-6に示す。

表6-6　面接を準備する際のコミュニケーション・スキルのポイント（藤森・内富，2009より）

次回の面談が重要であることを患者に伝える
「次回は検査結果をお伝えし，今後の治療についてご相談する大切な面談です」。 「次回は重要なお話をしますので……」。
家族等他の人が同席できることを伝える
「次回は検査結果をお伝えする重要な面談です。ご都合が付けば是非，ご家族と一緒に来てください」。 「お一人でも結構ですが，心細いようであればご家族に同席していただいても構いませんので……」。
家族から患者に伝えないでほしいと依頼された時には，家族が患者に悪い知らせを聞かせたくない理由を聞き，心配や不安に対して十分共感を示す
「ご家族もご心配のことと思います」。 「○○さん（患者）のことを思うと伝えない方がよいのではないかとお考えなのですね」「それはどういう理由からでしょうか？」「それでは○○さんにどのように伝えたらよいかご一緒に考えていただけませんか？」。 「多くのご家族がはじめは□□さん（家族）のようにお感じになるのですが，○○さんと一緒にお話をした後には伝えてよかったと思われるようですよ」。
面談する環境を整える（面談室を準備する，面談が中断されないように配慮する，身だしなみを整える）

①面談の内容を事前に医師に確認する
②面談時に同席する参加者を患者に確認し，キーパーソンになる家族の参加を促す

初めて悪い知らせを聞いた患者の半数は，説明の内容の詳細を覚えていないことが多いため，家族は一人よりも複数の参加が望ましい。そして，家族に患者の状況をできるだけ正確に知ってもらうことが大事である。

③患者と家族の希望や期待など現状の認識を確認する

「今の状況について，どの程度知りたいですか？」「病気についてどのように思っておられますか？」など。

④患者と家族の不安，心配事，気がかりなことを確認する

「病気について何かご心配なことはありますか？　それはどのようなことですか？」など。

⑤プライバシーが保たれた，落ち着いた環境を手配する
⑥十分な時間を設定する

4.2.2　面談時の援助

①面談時には，できる限り状況を理解している看護師が同席する
②患者から適度な距離をおいて座る

プライベートな事柄に関わる会話の場合，45-120cm の距離が適当とされている（Hall, 1959）。さらに，医療者は，患者の目線の高さで，正面または斜め45 度の位置関係で患者と向き合うように着席するのが望ましい。
③面談中は面談内容を記録するだけでなく，患者と家族の表情や言動，理解度に注目する
④患者・家族が質問や発言しやすいようにコーディネートをする
　「今，先生が話された説明について，何かご質問はありませんか？」など。
⑤面談の終わりには，医師からの説明内容が理解できたか，医師に聞いておきたいことはないかを確認する
　「先生の説明について，何かわからないことはありますか？」または，「ご理解できましたか？」「気になることはありませんか？」と理解度を確認する。もし，その場で聞きにくい様子であれば，「わからないことがありましたら，いつでも構いませんので，ご質問ください」と，いつでも質問できることを伝える。

4.2.3　面談後の対応

　告知後の対応については，柏木（1991）が面談後の対応についてまとめている。
①どのように伝わったかを確認する
　告知直後は，患者の反応を見ながら「（沈黙）……大丈夫ですか？」などと声をかけ，患者の気持ちを聴くことから始める。「お話を聞いて，どのようにご理解されましたか？」「お話を聞いて，どのように受け止めましたか？」など。
②伝えた直後の落ち込みを受け止める
　患者の衝撃を和らげるように，気持ちに寄り添い，感情の表出を促す。そのためには，そばにいること，傾聴することを心がける。また，患者同様に家族にも配慮する。
③最善をつくすことを伝える
　「～さんにとって最善の方法を一緒に考えていきましょう」など，一緒に考えて協力していくことを保証する。
④希望を伝える
　苦痛の緩和を保証し，患者の希望を支えるような言葉がけをする。
⑤安易な励ましを避ける
　「がんばってください」などの励ましの言葉は避ける。
⑥コミュニケーションを継続させる
⑦チームによって支える

4.3　婦人科がん患者に対する告知場面におけるコミュニケーション・スキル

　婦人科がん患者への援助目標は，女性的身体変化を被ったとしても，本来の自分を取り戻し，自分らしく生きていくことができるように支援することであ

る。この援助の糸口を探るべく，ここでは，具体的な告知場面から婦人科がん患者に対する感情表出と情報収集を促進するためのコミュニケーション・スキルについて検討する。

　患者が望むコミュニケーションとして，若年の患者や女性の患者は，より多くの詳細な情報や情緒的なサポートを望む傾向にあり，特に若年者は治療の決定に関わることも望んでいることが示されている（藤森・内富，2009）。さらに，女性患者における対応への留意点には，①女性は感情表現が豊かであるため，その感情を丁寧に受け止めること，②家庭における重要な役割をもつことが多いため，生活背景に気を配ること，③家庭や子どものことを優先する傾向にあるため，患者の価値観を確認し尊重すること，④男性に比べて苦痛を我慢する傾向にあるため，真の苦痛を推し量ることがあげられる（坂本，2011）。これらの報告は，婦人科がん患者とのよりよいコミュニケーションを促進するうえでも有用である。

＜事例＞
　Aさん，32歳，女性，専業主婦，夫（35歳）と2人暮らし。結婚2年目，子どもなし。
　〇年4月の子宮がん検診にて，異常を指摘され総合病院を受診。検査の結果，子宮頸がん（Ⅰb1期）と診断。医師より広汎子宮全摘術の必要性と，手術に伴う後遺症（不妊，排尿障害，リンパ浮腫，卵巣欠落症候群など）について説明を受けた。

＜告知後のAさんと夫との面談場面と対応＞
Aさん：（うつむいて涙を流している）
看護師：Aさんと夫の様子をうかがいながら，沈黙を保つ。
　　　　「……大丈夫ですか？　思いも寄らない説明に驚かれましたね」
Aさん：「はい。……まだ信じられません，どうしたらいいのかわかりません。先生には手術が必要で，子どもを産む可能性も難しいと言われました。子どもが欲しかったんです……」と，涙を浮かべながら，子どもを産めなくなる悲しみを話した。
看護師：「そうでしたか」「まだ，信じられないですよね」「このことはあなたにとって非常につらいことですね」
　　　　突然の診断や治療の説明に衝撃が大きいことを予測し，混乱状態にあるAさんの気持ちにできる限り耳を傾けることにした。

4.3.1　感情表出を促進するためのコミュニケーション・スキル

　Aさんはがんの診断と同時に，治療によって妊娠や出産ができなくなるといった二重の苦しみと絶望の状況にある。告知直後は，十分な傾聴により，患者が気持ちを表出できるように促し，患者を見捨てることはないという事実を強調するのがよいと言われている（Buckman, 2006）。女性は男性よりも感情や気持ちを表に出しやすい傾向があり（内富・藤森，2007），Aさんのように面談中に涙を流されることもある。患者が目の前で泣いているとき，どのよう

に対応したらいいのか戸惑いを覚えることがあるだろう。このような場面では，安易な励ましをせずに，共感的な態度で見守り，患者が落ち着くまで側にいることが望ましい。また，状況によっては，自分の手を患者の肘や肩に置いたりして軽く触れるのもよい。

　患者は自分の話をきちんと聴いてもらえると気持ちが落ち着き，考えが整理され，それまでの混乱していた考えから解放されて自分を客観視できるようになる。また，相手に自分の気持ちがわかってもらえたという満足感によって，肯定的な気持ちになり，さらに，閉じ込めていた感情を表明することで，カタルシス効果も期待される。

　質の良い傾聴は，患者が主体的に解決方法を見つけていける手助けになると言える。

4.3.2　情報収集を促進するためのコミュニケーション・スキル

　患者の気持ちや考えを促すためには，傾聴というスキルだけでなく，質問の仕方も工夫が必要である。患者の考えや感情を探るように促す方法として，開かれた質問がある。たとえば，「どんなことが心配ですか」「どんなお気持ちですか」「あなたのお気持ちはどのように変わりましたか」「このことはあなたにとってどんな意味がありますか」などであり，患者が自発的に話をしない場合に活用すると，患者が自分の気持ちを打ち明けてくれるきっかけにもなる。

　面談では可能な限りパートナーの同席が望ましい。重大な治療選択や治療後に生じる後遺症などの問題を診断期からパートナーと情報を共有することは，生活上の協力を得るうえで，非常に重要である。医療者があいだをとりもつことで，双方の気持ちや考えについて，確認する場になると考える。

　上述の事例のように，臨床では，多くの患者が外来でがん告知を受けている。告知を受けた患者のほとんどが，医師の説明に衝撃を受ける。そのため，心理的な危機状態に陥る最初の段階でのかかわりは非常に重要である。外来の時間は限られており，ゆっくり話をすることが難しい状況であるが，看護師による「大丈夫ですか」「つらいですね」といった気持ちを和らげる言葉がけは，患者や家族の不安を緩和することもできる。限りある時間のなかでも，できるだけ患者家族の気持ちを聴くことや，十分な時間を設けて面談をすることなどの配慮が必要である。

　婦人科がん患者は，がんによる生命の危機感だけでなく，女性としてのアイデンティティを根底から揺さぶられ，女性性の危機感を体験する。婦人科がんは生殖に関わる病気の特徴から，非常にデリケートな問題が多く慎重な対応が望まれる。発症した年代や，パートナーの有無，未婚か既婚か，子どもの有無など患者がおかれている立場や生活背景を十分に理解してかかわることが重要であると考える。

> カタルシス（浄化）
> 閉じ込められていた感情が解放されて気持ちが浄化されること。さまざまな心理療法の治療機序の一つとして，重要性が認められている。

5. 精神看護領域：患者と対人関係を築き，現在の状態を共有するためのコミュニケーション・スキル　　日下和代

5.1 精神看護領域におけるコミュニケーションの特徴

　精神症状をもつ患者の特徴として，患者自身が体験していることが第三者には伝わりにくく，相手が理解しにくいために，良好なコミュニケーションがとりにくくなり，対人関係の発展が障害される状況に陥りやすいことがある。

　精神疾患は，患者が自分の中に体験しているさまざまなことそれ自体が症状であり，その目に見えない内容を言葉で表現しても周囲の人には伝わりにくいのである。たとえば，「話し声が聞こえる」「話し声が邪魔をしてくる」「食事に毒を入れられている」「体が疲れやすい」「体がだるい」「死にたい」などさまざまである。しかし，周囲の人は，「何を言っているの？」「声なんかしないでしょ」「毒なんて入れられてはいないでしょ」「だるいとか言っているけれど怠けているだけじゃないの」などと応答することになるが，そうしたことが体験できないため半信半疑で信じられない思いになるのである。

　このように患者は，自分の体験している症状を相手に表現したときに，相手が理解を示してくれず，話してもわかってもらえないからと，それ以上は，自分のことを話したがらず自分の殻に閉じこもってしまうのである。その結果，看護師が，コミュニケーションを交わして，良好な対人関係を築こうとアプローチしても患者は拒んでしまうことになるのである。したがって，看護師は，目に見えない患者自身の症状を理解し，その理解したことを示す（共感する）ことが重要である。つまり，患者を理解する姿勢がない限りは，患者とコミュニケーションを交わし，対人関係を発展させていくことはできないのである。

　精神症状をもつ患者とのコミュニケーションでは，言葉によるコミュニケーション以外に，看護師の患者に対する態度・姿勢など非言語的要素もコミュニケーションの成立に大きな影響を及ぼすことに注意する必要がある。また，患者の言動には，別の意味が隠されていることがあるため，精神症状をもつ患者とのコミュニケーションでは患者の心理を洞察する力・患者の表現を深く理解し受け止める力が必要であり，その力が看護の効果に影響を及ぼすのである。

　特に，臨床の場では，看護師の先入観（決めつけ）・看護師の患者に対する陰性感情が，患者と看護師のコミュニケーションを困難にすることがある。患者の何気ない行動が，看護師の先入観によって患者の真意が歪曲されて受け取られ，異常な行動と理解されてしまう危険性もあることを認識する必要がある。

　さらに，精神症状が患者の思考にどのように影響するかは，患者の病状やそのときの精神状態，受けている治療によりさまざまである。うつ病や統合失調症による意欲低下や活動性の低下，集中力の低下，脳器質性疾患による意欲や行動の低下は，外界への関心の低下につながり，対人関係におけるコミュニケーションに障害が生じることを理解しておくことが重要である。

　精神症状をもつ患者とのコミュニケーションには，以上のような要因と精神

陰性感情
何らかの理由により対象への嫌悪が芽生え敬意を維持できなくなることである。問題は，業務中においても感情を制御できなくなりストレスの矛先を対象に直接向けたり，職場を離れても対象を想像するだけで生じるストレスにさらされ苦しむことである。

症状の影響を考えて，何がコミュニケーションを困難にさせているかを考え，それを明らかし，対処していく必要がある。

5.2 精神看護領域で求められるコミュニケーション・スキル

精神看護では，まず精神症状をもつ人（患者）を総合的に理解することから始まる。良好な対人関係を築く基本は，自分のことを認知していることはもちろんのこと，相手（患者）を十分に理解することが重要である。

患者の現在の精神状態・身体状態・精神症状について把握することはもちろんであるが，その症状がどのような経過を経て，現在に至ったのかを理解することが重要である。そのためには，患者の精神機能や生活機能についても把握し，アセスメントしなければならないが，その基本として，患者の生活歴や家族歴，家庭環境についての情報を収集しアセスメントする必要がある。また，現在の精神状態・身体状態・精神症状について，患者自身がどのようにとらえているのかなど，総合的に患者を理解することが重要である。

それらを把握するための具体的な方法として，コミュニケーション・スキルが最も重要となる。

精神看護では，患者と医療者（看護師）は，精神症状や疾患や困難なことを共有し，共同で解決していくことを求められるのである。それには，患者との良好な対人関係を構築することが基本であり，良好なコミュニケーション・スキルを活用することが不可欠なのである。また，精神看護では，特に非言語的なコミュニケーション・スキルが重要である。

5.3 患者と対人関係を築き，現在の状態を共有するためのコミュニケーション・スキル

5.3.1 言語的コミュニケーション・スキル

精神看護領域においては，以下のスキルをうまく活用して患者とコミュニケーションをすることによって，より良好な対人関係を築くことができる。

(1) 効果的なコミュニケーションのとり方
①沈黙：患者に関心を向けながら，言葉を用いない。同じ空間を共有して存在を認め合う状態である
②受容：患者の話に耳を傾け，こちらが理解していることを示す。無条件で患者を受け入れる状態である
　例：うなずき，「ええ」「はい」「そうなんですか」「そうですね」「そういうことありますよね」「その話よくわかりますよ」
③認知：患者の存在を認め，患者についてのことや変化などに気づいていることを示す。いつも見守っていることを伝えることもある
　例：「Aさんおはようございます」「夕べはよくお休みになれたようですね」「今日は体調がよさそうですね」「髪をきれいにされたんですね」

④献自：無条件で，患者の活動性を促す目的で看護師の存在を患者に利用させる
　　例：「一緒に行きましょうか」「一緒に座りますよ」「気にいったか心配だったんです」「よろしかったらお手伝いしますよ」
⑤開示：話題の導入においての主導権を患者にとらせる。自分の体験や思考について自己開示してもらうのである
　　例：「どうされたんですか」「どんな気分ですか」「どこから始めましょうか」
⑥一般的リード：話を続けられるよう励ます。積極的に話をしてもらうために誘導をすると話しやすい雰囲気になる
　　例：「それから？」「どうなったの」「続けて」
⑦順序立て：話をスムーズに進め，内容をわかりやすくするために，出来事の時間や関係を明確にする
　　例：「それはいつのことですか」「それは……の前ですか，後ですか」「それはいつ起こりましたか」
⑧観察：患者の様子を客観的に観て，患者に現在の状態を認識してもらうために，気づいたことを言葉にして表現する。それによって患者は，自分の状態を客観的に把握し，落ち着きを取り戻すことができるのである
　　例：「緊張されていますね」「急いでいらっしゃいますね」「あなたは……のようですね」
⑨表現の促し：患者が気づいたことを言葉で表現するよう促し，表現することによって問題や課題が解決されたり，困っていることが解決することを学習する機会にするのである
　　例：「どうしましたか」「何か困っていることはありませんか」「困ったことがあったら，おっしゃってくださいね」「不安なときはおっしゃってくださいね」
⑩比較の促し：比較することによって，類似点と相違点に気づかせる
　　例：「前にも経験されましたか」「そのことで，何か思い出されませんか」
⑪反復：患者が表現したことの主な点を繰り返すことによって，患者が自分の発言した内容を再確認したり，気づきを与えることができる
　　例：　患者：「眠れないんです」
　　　　看護師：「眠れないんですか」
　　　　　患者：「父は事故で死にました」
　　　　看護師：「事故で亡くなったんですか。生きていてほしかったですね」
⑫反映（射）：患者の考えや感情をそのまま返すことによって，自分の感情に気づきを与えることができる
　　例：「……が不思議なんですね」「……と考えていらっしゃるんですね」
⑬焦点化：思考がまとまらない患者には，思考を一点に集中させる
　　例：「そのことについてもっと詳しく話してください」「それについて，もっと詳しく調べた方がいいですね」
⑭探索：患者が問題や考えを深く探求するように促す
　　例：「それを私に説明してください」「それは，どのようにしたんですか」

「どんな仕事ですか」
⑮情報提供：患者に事実を知らせたり，質問に答えて，現実を認識させる
例：「面会は2時から7時までです」「私の名前は，……です」
⑯明確化：意味がはっきりしないことや，曖昧なことを明確にする
例：「話がよくわからないんです」「……ということを言いたかったんですね」「つまり……ということですか」
⑰現実提示：何が起こっているのか考えるよう仕向け，現実的な情報を提示する（幻聴については，患者には聞こえても，残念ながら私には聞こえないという現実を提示する）
例：「私には，誰の声も聞こえませんが……」「お母さんはここにいらっしゃいませんよ，私は看護師の……ですよ」
⑱疑念の表明：現実に対する受け取り方が不確実な場合に，その点を指摘する
例：「本当ですか?」「それは本当のことですか」「私には信じられませんが……」
⑲言語化：患者がにおわせたり，ほのめかしたことを口に出して言う
例： 患者：「誰にも言えません。時間の無駄です」
　　 看護師：「誰もわかってくれないと思われるんですね」
⑳評価の促し：自分の経験を振り返り評価するよう求める
例：「……についてどう感じますか」「これで少しは楽になりましたか」「それはいつ起こりましたか」
㉑感情理解の試み：間接的にしか表現されていない感情を，言葉に出して探る
例： 患者：「私は，死んだも一緒です」
　　 看護師：「生きているような気がしないとおっしゃりたいんですね」
㉒要約化：前に話したことを筋道立ててまとめる
例：「……とおっしゃったんですね」「以前，あなたと私は……についてお話しましたね」

　以上のコミュニケーション・スキルを活用することによって，看護師は患者の現在の精神状態や思考の傾向，自分自身をどうとらえているかなど幅広く理解でき，把握することができる。それと同時に，患者にとっては，自分自身の新たな気づきや自分を客観視できたり，対人関係を通じた問題解決の方法を学習するなど有効に活用できるコミュニケーション・スキルである。

(2) 状況によっては注意が必要なコミュニケーション

　精神看護領域においては，以下のスキルを活用して患者とのコミュニケーションを行うことが必要な状況も起こりうる。しかし，その場合活用時には特に注意を必要とするコミュニケーション・スキルである。
①保証：不安，心配する理由，原因がないことを説明する［根拠がない状態で活用するのは，ただの気休めにすぎなくなってしまう］
例：「万事うまくいきますよ」「私なら，それを心配しませんね」

②是認：患者の行為や考えを是として認める［すべてを是として認めてしまうのは危険である］
　例：「それはいいことですね」「私の考えるとおりですよ」
③同意：患者の言うことをそのまま支持する［鵜呑みにしないで良し悪しを思考する必要がある］
　例：「それでいいのです」「同感ですよ」
④試し：患者の見識を試す［ただし，見当識が障害されている患者には，必要なこともあるが，それ以外の患者にするのは，失礼になることもある］
　例：「今日は何日ですか？」「ここはどこ（の病院）ですか」
⑤解釈：患者が体験していることの意味を教えて，無意識なことを意識させようと試みる［患者に気づきを与えた方がよい場合には有効であるが，それによって精神症状が悪化する危険性もある］
　例：「あなたが本当に言いたいことは……」「無意識にあなたは，……と言っているんですよ」

　以上のコミュニケーション・スキルは，使用する場所や状況・使用後どのような結果が起こりうるかを予測して用いなければ，患者に悪影響を及ぼし，非治療的な結果を招く危険性があるため注意が必要なスキルである。

(3) 避けたいコミュニケーション・スキル

　精神看護領域においては，以下のスキルは，良好な対人関係を築くことができないばかりか，関係性が悪化してしまう危険性があるので，注意の必要があるコミュニケーション・スキルである。
①拒否：患者の考えや行動を無視したり，軽べつする
　　例：「そんな話はやめましょう」「……については聞きたくありません」
②否認：患者の行動や考えを非難する
　　例：「それはよくないですね」「それは，しない方がいいでしょう」
③不同意：患者の考えに反対する
　　例：「それは，間違っています」「そんなこと信じられません」
④忠告（勧告）：患者に何をすべきか促す
　　例：「あなたは，……すべきだと思います」「どうして……しないの？」
⑤審問（詮索）：患者に執拗に質問する
　　例：「あなたの……を話してください」「さあ，……について話してください」
⑥挑戦：患者に証拠を求める
　　例：「もしあなたが死んだなら，なぜ心臓が動いているの？」
　　　　患者：「私は，悪魔の生けにえにされました」
　　　　看護師：「だったら，どうして今こうして私と話しているの？」
⑦説明の要求：患者の考え，感情，行動，出来事について答えようのないことを要求する
　　例：「どうしてそう思うの？」「どうしてそうしたの？」

⑧外的要因（外因）の指摘：考えや感情，行動の原因が他者や外部の影響によると考える
　　例：「誰が，あなたにそうさせたの？」
⑨感情の軽視：患者の不快の度合いを誤って判断する
　　例：　患者：「何のために生きているのかわからない，死んでしまいたい」
　　　　看護師：「誰だってそんなときがありますよ」
⑩紋切り型の言い方：意味のない決まり文句，心のこもらない型どおりの陳腐な表親
　　例：「いい天気ですね」「きっといいことがありますよ」
⑪文字（字義）どおりの応答：患者の比喩的な発言をあたかも事実であるかのように受け止め反応する
　　例：　患者：「私の頭の中を，テレビで見られているんです」
　　　　看護師：「だったらテレビを見なければ」「どこのチャンネル？」
⑫否定：問題の受け入れを拒否する
　　例：　患者：「私は死んでいるんです」
　　　　看護師：「馬鹿なことを言わないでください」
⑬無関係な話題の導入：看護師が不快に感じたとき，話題を変える
　　例：　患者：「死にたいです」
　　　　看護師：「昨日，誰か面会にいらっしゃいましたか」

　以上のコミュニケーション・スキルを用いた場合は，患者の精神状態に悪影響を与える可能性があり，また，患者と看護師の対人関係においても歪みを生じる危険性があるため，できる限り避けた方が望ましいスキルである。

5.3.2　非言語的コミュニケーション・スキル

　精神看護領域で日常的に行われるコミュニケーションの手段として，その大部分が意識的にも無意識的にも言葉を用いない方法を活用していることが多く，それが治療的なかかわりにおいて重要なキーポイントとなる。

　話し言葉と書き言葉である言語的コミュニケーションは，事実を表現することはできても，感情の動きやニュアンスを表現するには不十分である。

　人が何か言おうとした場合，言葉で伝えられるのは7％であり，音声などの言葉や文字以外の超言語的な手がかりによって伝えられるのは38％であり，残りの55％が身体で表現される手がかりによって伝えられると言われている。

　このように非言語的コミュニケーションが人と人とのかかわりでは大変重要な役割を果たしており，精神看護領域においては，それを活用するスキルが特に不可欠である。

　しかし，非言語的コミュニケーションは，活用の方法によっては治療的にも非治療的にもなり，治療的になるためには，温かく受容的で共感的な人間関係と，それを意識的に活用することが前提となるのである。まさに活用する人の全人的な資質と能力に委ねられているのである。

　非言語的コミュニケーションには，①動作や顔の表情，目の動きなどの動作学，②空間と距離の近接学，③音声に関するパラ言語学，④接触（タッチ），⑥証明，物音，色彩，温度，家具の配置，建物の構造など物理的・環境的要素

の5つに分類される。
　そのなかでも臨床で重要な役割を担う非言語的コミュニケーションが，以下の動作とアイコンタクトによるものである。

(1) 動作と心理状態
　精神科領域では，非言語的コミュニケーションによって表現される場面が多いが，精神状態や症状，対人関係の在りようなどが反映され，それが動作のなかに表現される。このように，動作は，患者の心理状態をとらえるうえで，きわめて重要な指標となる。
　また，動作は，身体全体や手や腕，脚や足を動かす大きな動きから，顔のちょっとした動きやまばたき，唇の動き，うなずきなど小さな動きまで多種多様である。
　①眉間のしわ：苛立ち，何かへの集中，警戒，驚き，恐怖
　②つりあがった眉：恐怖
　③緊張したまぶた：怒り
　④持ち上げられた下まぶた：悲しみ
　⑤しし鼻：興奮と怒り
　⑥鼻のしわ：嫌悪
　⑦頬や顎をなでる：不安，自信喪失，思案，鎮静
　⑧とがり口：不満，警戒
　⑨しかめ面：不機嫌，不快，苦痛，警戒
　⑩開いた口：放心状態，無関心，集中，驚き
　⑪唇の一端の隆起：軽蔑
　⑫咳払い，身体の動きと揺らし：話と行動の出だし，自己存在の主張
　⑬両腕の組み方：尊大，威厳の保持，相手への見下し，拒否の態度，防衛反応，不同意
　⑭手の握り：怒り，攻撃態勢，反抗，警戒，緊張
　⑮脚の組み方：相手の受け入れおよび拒否の意思表示
　⑯緩慢な動作：躊躇，嫌悪，いやみ，反抗
　⑰貧乏ゆすり，立て続けの喫煙，足踏み：苛立ち，強迫的
　⑱指しゃぶり：ストレス，焦燥，不満
　⑲手で口を覆う：動揺，不安の鎮静
　⑳手指による唇や舌へのタッチ：満足，安心，喜び
　㉑頭を手でかかえこむ：困惑
　以上のように，患者が示すちょっとした表情やしぐさといった動作は，疾患や症状，精神状態によってそれぞれ違った形で表現されるため，動作から一定の患者の症状や状態を推測できるのである。

(2) アイコンタクトと精神状態
　アイコンタクトを交わす場面では，快・不快，喜びや怒り，悲しみや楽しみなどの喜怒哀楽の感情の他に，不安，恐怖，拒絶，攻撃，監視，憎悪，敵意，猜疑心，脅威，警戒，威嚇，媚，防衛などがある。アイコンタクトは，非言語

的コミュニケーションのなかで中心的な役割を果たしているが，それだけで相互作用が発展するものではなく，他のコミュニケーションの手がかりと関連させ読み取ることによって，より一層その意味を補強することになる．

　アイコンタクトが多すぎると心地悪く，会話の自然な流れが妨げられ，少なすぎると人間的な温かみが感じられず，拒絶感やつまらなさを感じるのである．外向性の強い人は，注視の頻度が多く・時間が長く，自尊心の低い人は短いのが特徴的である．

　①閉眼：不快な刺激の締め出し，思案，瞑想
　②凝視：攻撃，威嚇，恐怖，憎悪，脅威，とがめ，集中
　③まばたき：緊張，困惑，驚き
　④視線をそらす：退屈，回避，一緒にいたくない，聞きたくない，思案，意思表示，困惑，自信の欠如
　⑤ジロジロ見る：観察，評価，識別，関心，詮索
　⑥長い注視：親愛，信頼，媚，嘆願，感心
　⑦一瞥：怒り，憎しみ，無視，軽視，軽蔑，無言の闘争
　⑧にらむ：憎悪，攻撃，威嚇，反撃
　⑨見開く：恐怖，驚き
　⑩キョロキョロする：回避，不安，動揺，相手の苛立ちを誘う
　⑪細める：信頼，親愛，優しさ，慈愛，観察，詮索
　⑫目を伏せる：陳謝，回避，抵抗
　⑬上目づかい：不満，反抗，軽視，とがめ，さげすみ
　⑭流し目：性的誘惑，歓心，媚

　精神症状によって，目の開きや動き，まばたきの頻度，注視の程度などに違いがみられる．臨床の場では，精神病理的な言動や人間関係の歪みをもっている患者の場合，同時にアイコンタクトの歪みを示すことが多い．

　患者が，周囲にいる人に対して，一瞥したり無視したり，じっと凝視したり，目をそらせたり，目を閉ざし続けたり，茫然とした視線を向けたりすることはよく見られることである．そこには，患者の不安や恐怖，憎しみ，とがめ，脅威，怒り，攻撃，嘆願，親愛，感心などの感情や思いを見ることができる．

　統合失調症の患者の場合，初期症状としての関係妄想による視線恐怖があり，他者を回避する視線が特徴的である．また，被害的な病的体験によって凝視や閉眼，一瞥，見開き，キョロキョロするなどの目の動きを示し，周囲をうかがう態度が顕著となり，対人関係の希薄さから現実的な接触をいっさい避けようとして相互注視も減少する．反面，他者の視線に対しては非常に敏感に反応し，攻撃的・威嚇的態度に出ることがあるので注意が必要である．

　一方，うつ病患者の場合は，下を向いて他者と視線を合わせようとしない，布団を頭からスッポリかぶったり，手で顔を隠そうとするなどの行動が見られる．これらは，抑うつ的な状態であるばかりでなく，自己評価の低下や罪業的な観念などから接触を回避しようとする態度である．

5.3.3 良好なコミュニケーション・スキルを実践するために必要な共感的姿勢・行動

非言語的コミュニケーション・スキルは，患者と看護師の両者にとって重要であるが，どちらかといえば，患者の心理状態を把握するために活用されがちである。しかし，コミュニケーションは，患者と看護師の相互作用によって進められていくため，看護師の姿勢・行動が，患者の心理状態に大きく影響を及ぼすことを忘れてはいけないのである。

そこで，コミュニケーション・スキルを実施して良好な対人関係を築くために重要な共感的姿勢・行動について表6-7にまとめた。

精神看護領域においては，どのような状況にあっても，共感的姿勢・行動が取れるように心がけ，看護師自身も安定した精神状態を保持できるように努力することが望ましいのである。

表6-7 共感的姿勢・行動と非共感的姿勢・行動

共感的姿勢・行動	非共感的姿勢・行動
患者の感情に集中する	患者の感情を無視する
自由回答式質問法を用いる	限定された回答式質問法を用いる
暖かみのある口調で話す	単調な口調で話す
批判を含まない態度を伝える	批判的な態度を伝える
視線を合わせる	患者から視線をそらせる
時々うなずく	衣服をいじるような仕種をする
時々笑顔を見せる	無表情を維持する
洗練された身振り	不必要に笑う
腕を広げる	相手を馬鹿にした態度
軽く身をのりだす	腕を組む
ゆったりした雰囲気	そり返る
患者に合わせた動き	落ち着きのない様子
	患者に合わせない動き

5.4 気分障害（うつ病）の患者とコミュニケーション・スキルの実際

5.4.1 コミュニケーションをとる時前の準備

患者と効果的なコミュニケーションをとるためには，患者自身に関するアセスメントが必要である。しかし，情報が事前に十分にとれなければ，患者とかかわるなかで，情報収集していけばよい。

まずは，天候の話や入院生活についてなどの環境に関することや，趣味や興味関心・好きなこと・好きな食べ物など一般的に初対面の人とでも話しやすい内容を選び，それらに相応しいコミュニケーションの内容を考えていくことが重要である。その後，どのような病状でありどのような性格であるのか，ただ，一方的に質問攻めにするのではなく，自分のことも少し話しながら，患者も話しやすい雰囲気をつくっていくことが大切である。適切な暖かい態度で接し，自然に話したくなり話してしまうような関係づくりを意識することである。そのためには，私はあなたのことをもっと知りたい，理解したいという思いをもってそれが患者に伝わるようにコミュニケーションをとっていくことが

重要である。その思いをもっていれば，それは患者に自然に伝わっていくことが多い。しかし，伝わらない状況であれば，率直に意図的に表現することも重要である。また，患者が積極的に話しかけない場合は，自発的に話せるようになるまでは，こちらが焦らず，ゆっくり，しかし積極的に話しかけ，また，状況によっては，患者の表現を助けるなどしてコミュニケーションを深め，お互いに安心感を与え合う関係を築いていくことを目指していくことが大切である。

5.4.2 コミュニケーションをとるときの話し方

うつ病の患者とコミュニケーションをとるときにまず気をつける点は，声である。高い声や大きな声は，うつ病の患者には，うるさく感じられる傾向があるので，比較的低いトーンで，声が大きくなりすぎないように注意する方が望ましい。患者によっては，高い声や大きい声は耳障りで不快に感じてしまうことが多いのである。つまり，うつ状態であると音に対しては，過敏に反応してしまうことが考えられるからである。

また，うつ病の患者は，疲れやすく思考についてもエネルギーを注ぎにくく，そのため集中力も低下している状態が多く見受けられるが，その場合は，長い文章を回りくどく言われても理解し難いのだということを理解することが必要である。そのため，話すスピードは，ややゆっくりと，話す内容は，少し短く簡単な文章で表現すること，聞きたいことはできる限り1つにしぼって聞いていくなどの工夫も重要である。さらに，患者の顔の表情や反応に注意し，言語的反応のみならず非言語的な反応にも注意してよく観察し，話の内容が理解されているか，受け入れられているか，興味がある内容なのかなどを観察しながらコミュニケーションをとることが大切である。一方的にこちらの言いたいことだけを言って終わらせてしまうことのないように注意する必要がある。

5.4.3 コミュニケーションをとるときの姿勢

ロジャースのカウンセリングに用いられる共感・受容・自己一致の姿勢（第4章参照）も重要である。うつ病の患者は，何かしようとする意欲が低下し，睡眠が障害されて十分に取れない状況や，食欲が低下し，将来的な不安が強くなり，自尊感情が低下するなどの辛い状況になっていることを想像して，その辛さを理解・共感をもって接すること，また，その理解・共感しようとしていることを患者に伝えることが重要である。このような面接技術を効果的に使うことが有効である。

5.4.4 コミュニケーションをとるときの注意事項
(1) 易疲労感に注意する

うつ病の患者は，直ぐに疲労を感じてしまうことを忘れないようにかかわり，コミュニケーションをとっていくことが重要である。患者が，話をするのもおっくうで消極的あるいは，辛そうな状況が見られた場合は，質問は，「はい・いいえ」で簡単に答えられるような「閉ざされた質問」をするのも有効で

ある。その場合，患者の思いや感情の表現を助けると同時に次から次に質問攻めにしないように気をつけなければならない。

また，話の最中も患者の表情や話し方などから疲れがみられないかを注意深く観察することが重要である。観察していても疲れを把握できない状況であれば，患者に率直に「お疲れではありませんか」「お疲れになったらおっしゃってくださいね」などの言葉をかけて，患者の疲労に対する自己意識を高めるのである。また，患者の状況を的確に把握すると同時に，看護師が患者の疲労に対して配慮していることを患者に伝えることによって，相互作用が生まれ，対人関係が良好になる可能性も考えられるのである。

(2) 恐怖や不安・焦燥感に注意する

うつ病の患者の多くは，気質として恐怖や不安を抱きやすく，恐怖や不安・焦燥感に対する耐性も弱い，つまり脆弱性が強くストレスに弱い患者が多いので，そのことを忘れないようにかかわりコミュニケーションをとっていくことが重要である。したがって，ストレスを与えないように注意する必要がある。

(3) 断定的な表現は避ける

うつ病の患者は，思考の柔軟性にかけていることが多いので，断定的な表現をすると，そのことに注意が集中して他のことが考えられなくなったり，そのことに深く傷ついたりすることがあり，こちらの意図した内容を歪曲した形で，受け取られてしまうことがある。したがって，たとえば，「……するべきである」「……しなければならない」などの断定的な表現はできる限り避けた方がよい。つまり，「……する方がよいかもしれませんね」「……してみてはいかがですか」など，柔らかな表現を心がけることによって，患者の衝撃も和らぎ，むしろ受け入れてもらいやすくなる。

(4) 患者の興味や関心のある話を見つける

積極的に話をしたがらない患者でも，自分の興味や関心のある話であれば比較的に話に積極的になるので，それを見つけて話題にしていくことが大切である。

(5) 患者の言うことに対してすぐに価値判断を下さない

患者の話の内容に対して，自分が良し悪しの価値判断を下してしまうと，特に悪いと判断した場合は，それが患者にも伝わり，話が発展しないばかりか不愉快な雰囲気になってしまう危険性がある。

以上のコミュニケーション・スキルは，良好な対人関係を築いていくために有効なスキルである。

6. 地域看護領域：対象の表現を促し，支援ニーズを理解するためのコミュニケーション・スキル　塚本友栄

6.1 地域看護領域における看護活動の特徴

　地域看護では，妊産婦，新生児から乳幼児，育児困難を抱えている母親，学校保健の対象となる児童・生徒や，産業保健の対象となる働く成人，さらには介護予防が必要な高齢者や，疾患や障害を抱えながら地域で生活している人々，終末期にある人に至るまで，さまざまな健康レベルにある住民の健康生活の支援をしている。なかでも健康レベルの比較的高い人々に対して，健康問題が発生する前から展開する予防的なかかわりは地域看護活動の特徴の1つと言える。

　病院のなかで看護職がかかわるのは，多少なりとも健康問題を自覚し，自ら診断・治療を求めてきた人たちである。しかし，地域看護の現場には，健康問題の存在を自覚していない，あるいは自ら支援を求められない人もいる。たとえば，このままの生活を続ければ医療を要する可能性が高いにもかかわらず生活習慣を改善できない労働者，孤独な育児に疲れ切っているのに誰にも相談できず子どもに辛くあたってしまう母親，妻を亡くしてから近所や親族との交流も絶ち引きこもった生活を続けた結果，生活機能が低下してしまった高齢者などである。自分一人の力ではどうにもできない状況にあっても，なお大変さを抱え込んでいる人の心を開き，もてる力を引き出していくためには，心理的支援が求められる。またその基盤となる援助的人間関係を形成するためには，傾聴など基本的なコミュニケーション・スキルの活用が不可欠である。

　また地域では，近隣住民，ボランティアなどの非専門職や，ケアマネジャー，ホームヘルパー，児童福祉司，心理士，栄養士などの専門職といった，さまざまな立場の人々が対象にかかわる。対象者が地域でその人らしく生活していくという目標を共有し，そのためにどのような支援体制が必要か，共に考え活動する（宮﨑他，2017a）。それだけに，地域では立場の異なる人々との間でも，信頼関係を構築できるコミュニケーション・スキルが，より一層求められるのである。

　以下，特に地域看護領域において遭遇しやすい，あるいは特徴的な場面を取り上げ，必要とされるコミュニケーション・スキルや配慮すべきポイントを確認していく。

6.2 地域看護で求められる支援：生活習慣病予防に向けた行動変容への支援

　実に国民の5人に1人が糖尿病か，その予備群であり，しかも糖尿病を指摘されたことがある者のうち，「これまでに治療を受けたことがない」という人は28.3％も存在する（厚生労働統計協会，2016）。

　糖尿病を含め，心血管疾患，がん，慢性呼吸器疾患などの生活習慣病は，国際的には非感染性疾患（Non-communicable Diseases：NCDs）と呼ばれ，世

界的にみても重要な死亡原因である（World Health Organization, 2017）。これらに共通する危険因子は，①喫煙，②不健康な食事，③運動や身体活動の不足，④過度の飲酒といった日常生活因子である（World Health Organization, 2012）。つまり，より健康的な生活を促す保健指導により，多くの命を救うことができる。

しかし，「わかっちゃいるけど，やめられない」のフレーズに代表されるように，自らの健康のために生活習慣を変えなければいけないとわかっていても，できないことが多々ある。

不健康な行動は，単に本人の嗜好の問題だけではなく，職場や家族の人間関係に起因する不安やストレス，仕事上の制約や経済的な問題，その人の生き方そのものに関わる価値観などが複雑にからみあう場合も少なくない。一方的な情報提供や助言だけで行動変容に至ることは困難である。対象者が主体的に選択し，行動変容できるよう支援するためには，その人自身が何を大切にし，どうありたいと思っているのか，家庭や労働生活の状況などをとらえたうえで，自己決定を支え，その人の生活の営みに即した提案をすることが不可欠である（宮﨑他，2017b）。

6.3 地域看護で求められるコミュニケーション・スキル

地域看護で求められるコミュニケーション・スキルの1つには，対象が表現することを助け，その支援ニーズを理解するためのスキルがある。

保健センターの窓口や健康相談などの保健事業において，対象者を迎え入れる場面では，かかわり技法を用い，「来てくれて嬉しい」「お話を聞きたいと思っている」「関心をもっている」という気持ちを保健師自身の態度・言葉を通して表現する。たとえば，席を立って近寄る，視線を合わせて挨拶する，やわらかな表情，落ち着いた物言い，状況に合った大きさの声で話す，視線を合わせ相槌をうちながら話を聴く。これらの基本的なスキルは，相手を大切に扱い，敬意を表わす態度でもあるため，対象は受け入れられていると感じ話しやすくなる。これらのスキルを使って迎え入れられた場合と，「どうしました？」とぶっきらぼうに言われた場合の両方をイメージし比較してみて欲しい。違いがわかると思う。

このようにかかわり技法は，関係形成を促し，対象が表現することを助けるため，得られる情報の質と量が向上する。保健師にとっては対象理解をすすめやすくなり，援助をスタートするうえで欠かせないスキルである。

かかわり技法を用いると同時に，どのような気持ちでここに来たのか，抱えている問題は何かについて見立てながら観察することも，支援ニーズを適切に理解するために重要である。対象の視線，身体の向きも含めた挙動，服装，言葉の大きさやトーンなどに注意する。もし話していることと観察から受ける印象が合致しないと感じたならば，それは対象が置かれている状況をより適切に理解するための，重要な手がかりとなる。

ケア対象の支援ニーズを適切に理解するためには，コミュニケーション・スキルによって，次のことを目標とする。

6.3.1 対象が話すことを促す

まず，話をよく聴く。うなずきながら「なるほど」と短い言葉を挟んで話を促しつつ聴いていく。よく理解できなかった部分があれば，「間食を我慢するために，どのような工夫をするのですか？」と開かれた質問をする。また，「つまり，……（対象の言葉）ということですか？」と対象の言葉（……）を繰り返し，内容を確認する。さらに，対象が話す出来事について，そのときどのような気持ちになったか，対象が感じたであろう感情を一緒に感じるかのごとく，共感的に返す。たとえば，

「一生懸命やってきたのに，そんな風に言われてがっかりしましたよね」

というように返したり，質問したりすることによって，保健師が対象の気持ち・置かれた状況に関心を向けていることが伝わり，話すことが促される。結果として，対象自身も自分の気持ちに目を向けやすくなり，それによって気づきを得たり，考えを深めたりできる。

6.3.2 本当に大事な問題を見つける

育児のこと，介護のこと，病気のこと，保健師はさまざまな相談を受ける。時に早のみこみをして，「そんなに悩まなくてもいいですよ。こうすればいいんです」と答えを言って，簡単に扱ってしまうことがある。「なるほど，そうだったんですか！」とすっきりできる場合は，この対応でなんら問題はない。

良くないのは，簡単に扱ってしまうことで，対象がまだ言い出せていないことがあるのに，それ以上話そうという気持ちを削ぎ，隠れている本当の問題を保健師が見つけ損ねてしまうことである。

本当に大事な問題を見つけるためには，話の内容を理解するだけでなく，話し手の意図や感情もつかんで，求めていることは何か，何が言いたいのか，どこにひっかかっているかを確認をしながら話を進めることが大切である。

6.3.3 一方的に説明せず，対象自身による気づきから自己決定につなげていく

理解してもらったり，知識を得てもらったりするために，保健師から説明する場面も多い。

たとえば，健康診断結果を説明する場面を考えてみたい。まずは，理解しにくい専門用語の使用は避け，結果が意味することをわかりやすく説明する。理解できる説明でなければ，対象はただ聞き流すしかなくなる。

次に，行動変容に向けて動機づけ，小さな一歩が踏み出せるよう支援する必要がある。そうすることで，自己効力感が高まり，自分なりにやってみようという気持ちになれる（櫻井他，2009）。

いくらわかりやすく説明したとしても，「私説明する人・あなたされる人」という関係性では，何を話しても一方通行になりやすい。保健師の問題意識，伝えたいことを一方的に説明するのではなく，やりとりを重ねるなかで対象の気がかりや問題意識を引き出し，それに応える形で説明していく。その過程のなかで，対象者自身が気づきを深め，状況を整理・理解し，こうしてみようと思える選択肢も見つけやすくなる（包國・麻原，2013）。

主体的な行動変容をねらうのならば，一方的な説明に終始することなく，対象自身による気づきから行動変容の自己決定につなげていくことが肝要と言える。

6.3.4　状況に合わせた「質問」と「投げ返し」

　保健指導では，質問することも多い。質問には開かれた質問と閉ざされた質問があり，その特徴を活かして使う。質問によって，対象が話す内容をより深く理解できる。

　閉ざされた質問は，「はい」「いいえ」といった簡単な一言で応えられるため，対象が話しにくい状況でも使える。しかし，こちらの聞きたいことだけを機械的に聞いているように受け取られかねない。また詰問調になると，対象が責められまいと防衛的になってしまうので注意を要する。

　開かれた質問は，自由に自分の思いを話せるという長所がある。しかし何を話せばいいかわからず応えに窮する場合もある。考えながら話すことになるので，対象が言葉を選んだり探したりしている間，待つことが大切である。

　また，同じ質問であっても，どのように問いかけるかによって違いが生じる。たとえば，母親が子どもをひどく殴ってしまったと打ち明けた場面で考えてみる。

　　母親：「昨日の夜，子どもをひどく殴ってしまったんです。私，どうしてしまったのか……」
　　　　　おろおろした様子で話す。
　保健師：「……どうして殴ってしまったのですか」

　「どうして」という言葉は，開かれた質問である。単純に理由・原因を尋ねる言葉ではあるが，相手を問い詰めているようにも，やさしく事情を確認しているようにも聞こえ，悲しいくらい残念な気持ちを表出しているようにもとれる。語気や話し手の表情次第であり，そこには話し手の意図が隠しようもなくにじみ出る。責める気持ちが少しでもあれば，それは伝わってしまう。

　母親は，おろおろしているという様子から，すでに後悔し自分を責める気持ちで一杯になっている。理由・原因を質問されることで，責められていると感じるかもしれない。あるいは自分をさらに強く責めてしまうかもしれない。

　さて，子どもに手を挙げてしまったと打ち明けられた後，あなたならどう応答するだろうか。

＜パターン１＞
保健師：「ご自分でも，どうして手を挙げてしまったのか…と思ってらっしゃるんですね」
＜パターン２＞
保健師：「今，すごく後悔していらっしゃるんですね」

　どちらも，母親の発言の一番重要なポイントを言い換えて投げ返している。

＜パターン1＞は母親の発言の内容について，＜パターン2＞は推察した母親の感情を投げ返している。質問しているような言い方ではあるが，母親に理解を示し，自己開示を優しく促す方法である。

状況に合わせた「質問」と「投げ返し」は，対象が表現することを促し，対象自身による状況整理や支援ニーズの明確化へとつながりやすい。

6.4 対象の行動変容を支援するためのコミュニケーション・スキル

本項では，保健指導場面を通して，対象の主体的な行動変容を支援するために必要なスキルの実際について取り上げる。

6.4.1 対象者にとっての気がかりをとらえる
＜保健指導を受けに来たのに，不満げな様子を示した事例＞
　場所は，C企業の健康管理室。お昼の休憩時間にノックの音がする。
保健師：「はい。どうぞ。お入りください」
　　　　（誰だろう……。お昼を食べないで来てくれたのかな）。
Aさん：「どうも……」
保健師：すぐに席をたち，ドアの方に向かい，笑顔で名前を呼びかけ挨拶する。
　　　　「こんにちは。あら……営業部のAさんですね。よく来てくださいました。どうぞ，座ってください」。椅子を勧め，座るのを待って話し始める。
保健師：「今日はどうされましたか？」
Aさん：「いや……まぁ……」
　Aさんはゆっくりと座り，うつむき加減の姿勢で視線は合わせない。身体の正面は保健師の方を向いていない。その雰囲気に合わせ，保健師自身もゆっくりと座り，矢継ぎ早に話しかけたりはしない。
（どうしたんだろう。自分から来たのに，何か不納得な様子に見える。課長に勧められて来たのかな）。
　話し始められるまで，少し待つ。そのうち，ぽつぽつと話し始める。
Aさん：「自分としては，かなり努力して，気にしてきたつもりなんです。それを……」
保健師：Aさんの方を見て，うんうんとうなずく。
Aさん：「今の血糖じゃあ，出張に出せないって言うんですよ，課長が。健康管理センター行ってこいって言われて」
保健師：「そうでしたか。それなりに気にかけてきたのに，頭ごなしに言われて，釈然としない気持ちになりましたよね」
Aさん：「そうなんです。そもそも……」（思っていることを話し始める）

　自分から相談に来たとしても，自発的とは限らない。どのようなことがきっかけで，誰に言われて来たのか。相談に至る動機をまずはしっかりとらえる必

要がある．それによって，どこからスタートするかが違ってくる．対象にとって優先順位が高いこと，気がかりなことが別にあるのなら，そこが整理・解決されないうちは，本来の健康問題への取り組みに向かうことは困難である．保健師と相談者の間で目標が共有されない．

＜保健指導を受けに来たのに，どこか上の空でいる事例＞
　40代後半のDさん（女性）は，健診で医師から中性脂肪高値を指摘され，渋々保健指導を受けにきた．指導中どこか上の空のDさん．保健師は，普段からまじめな仕事ぶりのDさんらしくないと感じ，何か他に心配なことがあるのかと考えた．

保健師：「Dさん．説明，わかりにくかったですか？」
Dさん：「いえ，そんなことはないです……」
保健師：「心ここにあらず……のように見えますが……」
Dさん：「いえ，そんなことはないです……」

＜パターン1＞
保健師：「そんなことはない……こと，ないですよね．さっきから全然聞いてらっしゃらない．こういうことはやる気が大事ですから」
Dさん：「すみません……」
＜パターン2＞
保健師：「なかなか自分の身体のことまで気が回りませんよね．Dさんくらいの年齢になると．仕事も忙しいし，家族のこと，親のこととか…．いろいろありますよね」
Dさん：「……」
　この後Dさんは，実は不登校の息子さんがいて，自分のことより息子のことが心配で，保健師に相談しようかどうか迷っているところだったと話す．

　対象の素振りから何か変だと感じ，その原因について見立てを立てる．対象を取り巻く環境を含めて，「心ここにあらず」になる原因について考えてみる必要がある．ただし，その場での対象の言動だけで，こうだと決めつけない．温かな関心を寄せながら，対象の反応・言葉を待ち，対象の発言を促しながら対象にとっての気がかりを見つけていく．

6.4.2　対象にとって必然の文脈を見つける
＜教育入院までしたのに，勝手に内服を止めてしまった事例＞
　Bさんは，糖尿病の教育入院を終え，1ヶ月の短時間勤務を経て通常業務に復帰した．食事を含め，生活リズムが乱れる可能性と，久々の通常業務でストレスがあるかもしれないと判断し，健康管理室に呼び出した．話してみると，医師から処方された薬を内服していないことが判明．保健師は絶句する．

Bさん：「飲んでないです，薬」

悪びれる様子もなく話す。
保健師：「えっ？　飲んでないって？」
　　　　（どういうこと？　教育入院までして？　上司のＣさんも，みんな心配していたのに。本人にやる気がないなら，どうにもならないよ……）
保健師：「Ｂさん……ご自分の……からだ……ですからね……」
Ｂさん：「ええ。自分のからだですから！」

　ここで保健師が発した「ご自分の……からだ……ですからね」は，「だから自分自身で大事にするしかないんですよ！　わかっていますか？　しっかりその意識をもってください。私たちは，そのお手伝いをしているだけなのですから」という意味が込められている。
　これに対し，Ｂさんの発した「ええ。自分のからだですから！」は，「だからほっといてくださいよ。どうしようと勝手ですよね」という意味が込められている。
　薬を飲んでないことが判明した後，あなたなら，どう応答するだろうか。

＜パターン１＞
保健師：「驚きました。てっきり飲まれていると思っていたので」
Ｂさん：「そうですか」
保健師：「何か理由があるんですよね。教えていただけませんか」
＜パターン２＞
保健師：「私が言いたかったのは，だから自分で自分のからだを大事にするしかないということです。しっかりその意識をもってください。私たちはそのお手伝いをしているだけなんですから」
Ｂさん：「……」
＜パターン３＞
保健師：「自分のことだから，いい加減ほっといてくれって思われてますか？」
Ｂさん：「……」
保健師：「教育入院だったんですよね。入院中指導されることばかりだったでしょう？　少し，疲れた気持ちになってませんか」
　　あるいは……
保健師：「そういえば，この前から通常業務に戻りましたね。久しぶりだからかなり大変ですか？」

　パターン１，２，３の展開について，どのようなことを感じ，考えたか，ぜひ他の人と意見交換してみて欲しい。
　私たち看護職は健康を本当に大切に思っているので，「健康第一」という価値観をもっていることが多いと思う。加えて，看護職自身，それぞれの人生を生きてきた個人でもあるので，たとえば「人から受けた厚意には相応に応えるべきだ」といった価値観をもっていたりもする。傍若無人に振る舞う態度に遭遇すれば，驚いたり怒りがこみ上げてきたりもする。理解できないと思うこと

や，とがめたい気持ちになることもある。
　自分がどのようなことに一番イライラしたり，がっかりしたりするのか。またそれはなぜか。それらに気づいていると，対象の言動に対して理解に苦しむ自分のことを，少しは受け止められる。一呼吸おくことができ，表現を選ぶことができる。
　対象の言動が受け入れられない自分であることが苦しいときは，無理せず表現するとよい。たとえば「そう（行動）されると思っていなかったので，正直ちょっと驚きました」というように。
　パターン1にみる保健師の応答から考えてみる。
　保健師は，相手を責めるスタンスではなく，これは私が感じていることだというIメッセージ（平木，2012）で，自分の気持ちを素直に表現している。このあときっとBさんは，自分の感じていること，どうして薬を飲まなかったのかを，教えてくれたに違いない。
　自分のなかに流れている感情や態度に開かれているときに，対象に人間的な変化が促進される（Rogers, 1961／邦訳，2005）と言われている。取りつくろった共感よりも正直に伝えた方が，それが呼び水になり，対象も素直な気持ちを表現しやすくなる。また，「保健師として・援助職としてこうあるべし」という役割認識が強すぎると，自分の本当の考えと一致しない言葉を発しつつ，表情が不自然にこわばるので，無理にそう言っているような印象をもたれてしまう。いわゆるダブルメッセージを送ってしまうのである。これは対象を混乱させるうえに，信頼関係を傷つけてしまいかねない。
　マイナスの感情であっても，そのような自分の感情を自覚し適切に表現することで相互理解が進み，関係性を深めることが可能となる。
　だからといって気持ちを表現すべき，と思う必要もなく，今この状況では敢えて表現しないでおくと前向きに選択することがあってもいい。
　パターン2にみる保健師の応答から考えてみる。
　自分が伝えようとしたことを，正しく伝えたいと思うのは自然な気持ちである。ゆえに，対象者の気持ちや事情を見失い，つい，自分の伝えたいことの説明を優先してしまう。思いが空回りする。
　何を大切にし，どんな生き方・暮らしを選択するかは人それぞれの選択である。自分らしく暮らす地域住民に接すると，そのことをより強く実感する。時にそれは最善ではないようにみえ，葛藤が生じることもある。看護職として陥りがちな自分のなかのあるべき論とせめぎ合いつつ，こちらが期待する行動への変容が必ずしもゴールではないことを忘れないようにしたい。
　パターン3にみる保健師の応答について考えてみる。
　対象の立場になって，その人のレンズを通して，これまでの経過や置かれた状況がどのようなものだったか考えると，違う景色が見えてくる。それができると，違う言葉がかけられる。これがどうできるかは，対象が体験してきたであろうこと，仕事のこと，職場での人間関係，生活の様子，家族の健康，これまでの病状などを把握しているかによる。対象の言動を生じせしめた文脈をとらえたうえでの言葉かけは，対象自身はっきりとは自覚していなかった要因への気づきにつながる可能性がある。

以上の事例から，主体的な行動変容を支援するために必要なスキルとして，以下3点があげられる。
①より早い段階で，対象にとっての気がかりを見つける。
②不適切な保健行動に対して否定的な感情が惹起されても，Ⅰメッセージによる自己表現を活用し，援助者自身の気持ちもきちんと自覚する。
③対象にとって必然の文脈をとらえ，対象の立場に立った状況理解をする。

6.5 異なる立場の人々と協働するためのコミュニケーション・スキル

地域では，さまざまな職種，立場にある人々との協働が不可欠である。その範囲は，病院のように1つの機関・組織の中の関係職種に限定されない。さらに，保健医療の専門職ではない家族や近隣住民，職場であれば上司や人事部門の人たちとも協働して健康課題に取り組む必要がある。ここでは異なる立場の人々と協働するためのコミュニケーション・スキルについて取り上げる。

6.5.1 関心と理解を示し，共有できる目標を設定する
＜うつ病で職場復帰する社員の適正配置に関する上司との話し合い＞

＜パターン1＞
課長：「まともに働けない人間は，辞めてもらってもいいんですよ。まったく……」
保健師：「課長。仕事を調整して，Gさんが円滑に復帰できるようにするのが，上司である課長の役割ですよね」
＜パターン2＞
課長：「まともに働けない人間は，辞めてもらってもいいんですよ。まったく……」
保健師：「課長さんには，Gさんのことで，これまでもいろいろご配慮いただきました。ご負担をおかけしてきたかと思います」
課長：「G君が抜けたぶん，みんながそれをかぶりながら，頑張ってやってきたんですよ」
保健師：「そうですよね……そういう意味では，Gさんはかなり職場のみなさんに支えられているわけですね。職場の方はどうですか？ 期末だから残業も増えて……？」
課長：「ぎりぎりですよ。今は……。これを超えれば……」
保健師：「調整するとしても，今は時期的に厳しいということですね。確認ですが調整は，期末を超えてからであれば，見通しをもてるということでよろしいですか」

2つのパターンを比べてみて気づいたこと・感じたことは何か。
パターン1の場合，上司は「働ける状態になって戻ってくるべき」（上司として，一人のことだけでなく，みんなの負担を考えたい）という価値観で発言

し，保健師は「労働環境を調整するのが上司の仕事」（Gさんのような事例を出さない労働環境にしていきたい）という価値観で発言している。二人の間には溝があり，このままでは，適正配置にむけて上司にうまく調整してもらえるのか，心配になる雲行きである。

パターン2の場合，保健師は上司の立場に立って，発言の背景に関心と理解を示している。素直に謝意を表現し，二人の距離は縮まったように感じられる。このまま相互理解が進めば，G氏のような事例を今後出さないために，どうしたらいいかという共通目標をもち，パートナーとして取り組んでいけるかもしれない，そんな可能性を感じさせる。

発せられた言葉に表面的に反応せず，話し手の意図や背景をとらえる。そのうえで，保健師が何を目指しているのか伝え，お互いが合意できる方向性を導き出すことが大切である。

特に，異なる職種，機関で働く者同士ではない場合，コミュニケーションを図るうえで重要なスキルとして以下2点があげられる。

①相手にとって必然の文脈をとらえ，相手の立場に立った状況理解をする。
②相手の話している内容を正しく理解できたか確かめ，正確な情報を確保する。

この確かめるという行為は，確かめられた側にとってみると，自分の話したことがどう理解されたか確認できるため，信頼感が深まる。誤って理解していた場合は，訂正の機会にもなる（渡部，2012）。

G氏の上司との間で行われたこのような調整によって，G氏個人にとって働きやすいというだけでなく，誰にとっても働きやすい職場環境を形成していく道筋がつく。

ただ，事例としては，極端に断片的な場面しか提示していないことに注意してほしい。実際には，この場面に至るずっと前から，メンタル不調者を出さないため，誰にとっても働きやすい職場を形成していくための保健師活動が存在する。

6.5.2 日常のなかで，関係者と支持的・共感的なコミュニケーションを重ねていく

協働する，協力を依頼する，相談を受けるという1つのコミュニケーションを実りあるものにするために求められることは，その場面で発揮するコミュニケーション・スキルの高さだけではない。普段から職場内・外の関連職種や地域住民との間でも敬意を失わず，支持的・共感的なコミュニケーションを重ねて，相互理解を深め，関係を形成しておくことが必要である。それがあればこそ，お互いのメッセージが適切に解釈されやすくなるし，言葉の背景にある送り手の感情にも気づきやすくなる。職場内に限らず，多様な立場にある人々と協働しながら援助を提供する地域での看護活動では，特にそういったことが基盤にあって，一つひとつのコミュニケーション場面の成功を支えている。

7章 コミュニケーション・スキルの学び方

伊藤まゆみ

　コミュニケーション・スキルは，知識をつけただけでは使えるようにはならない。スキルを使えるようになるためには訓練が必要である。ここでは，スキルを効果的に学ぶためのスキル獲得訓練を理解し，実際に訓練することでスキルを獲得してみよう。

1．スキル獲得のために必要な学習

1.1　スキルは，なぜ，学べるのか

　私たちは，知り合いと朝に会えば，「おはようございます」，昼に会えば「こんにちは」，夜に会えば「こんばんは」と挨拶する。このように「挨拶」という行動は，当然ながら，生まれたときから行っていたわけではない。子どものときに，家族が近所の人と挨拶を交わすのを観たり，小学校で挨拶することの効果や必要性などを先生から教えられたりして，毎日，挨拶を行った結果，その行為が身についていく。このように，学習によって，個人の成長や発達に望ましい行動が獲得されたことを行動変容と言う。また，学習とは，経験を繰り返すことによって新しい行動が身につく過程である（内山，1998）。
　スキルとは，こうした社会のなかで人の行動を観察したり，人から教えられたりして，その状況に適切な行動を学習し，行動変容を繰り返した結果に学べた技能である。このため，スキルの不足は，学習することで獲得できる。また，状況に対する不適切な行動も，適切な行動を学習し直すことで，スキルが獲得される。つまり，スキルは行動であるため学習できる。

1.2　行動はどのようにして学ぶのか

　スキルは行動である。行動は他者によって観察可能である。それゆえに，適切な他者の行動を観察できれば，スキルは獲得される可能性がある。しかし，人は，他者の行動を観察しても，その行動が自身の目的や目標を達成するための行動として適切かどうかに確信がもてなかったり，行動によって良い結果が得られなかったりすると，その行動を学ぼうとしない。また，たとえ，行動を

身につけたいと思っていても，すぐにその行動ができるわけでもない。スキルを獲得するためには，スキルを生起させるための知識や行動の仕方などを学び，それらをスキーマとして蓄え，状況に応じて使えるようになるための学習が必要である。ここでは，人がスキルを学習し，獲得するための方法を紹介する。

スキルの獲得は学習によって獲得される。新たなスキルを獲得したり，スキルの使い方を学習したりする方法には，次の4つがある。

1.2.1 言語的教示

言語的教示とは，スキルについて，たとえば，家族，教員，先輩などから言葉で説明され，学習することである。相川（2009）は，社会的スキルに関する言語的教示を3つに分類している。

①対人場面での具体的な振る舞い方に関する指示である。

たとえば，子どもは，母親から「電車の中では大きな声をださないにようにしましょう」と，具体的な振る舞い方を教えられることである。

②対人関係のなかで機能しているルールについての言及である。

たとえば，職場の先輩が後輩に，「離席時は，上司や先輩に行先を伝えるように」と，その職場で対人関係を円滑にするためのルールを教えることである。

③行動改善に役立つ質問である。

たとえば，「そのやり方でよかったのかしら」と不適切な行動に対していかに振る舞うことがよいことかを考えさせるために，尋ねることである。

この他に，言葉による教示には，第2章から第4章で学習したコミュニケーションやカウンセリングなどの知識を教員から教えられることもある。スキルの学習者は言語的な教示によってスキルに関する認知学習をすることで，ある状況で目的や目標を達成するための効果的な行動の仕方を知ることになる。看護場面においても，新人看護師が看護師長や先輩看護師から言語的教示によってスキルを学習することは多い。

1.2.2 モデリング

私たちは，小さい頃から周囲にいる人たちの行動を観察・模倣することで新たな行動を獲得したり，上手な行動の仕方を学んだりしている。このように他者（モデル）の行動を観察することで，新たな行動様式を獲得することを，バンデュラ（Bandura, 1971／邦訳, 1975）は，「モデリング」と定義している。バンデュラ（1977）が提唱した社会学習理論では，モデリングは主に情報機能の影響を受け，観察によって行動を習得するのは，提示されたモデルの行動がいかに魅力的で，際立っていたかというような印象によるものであると説明している。

モデリングの学習過程には，①注意過程（観察者はモデルの際立った特徴に着目し，認知・弁別する），②保持過程（モデルが行った事象を頭に思い浮かべ，自身の認知に位置づけ保持する），③運動再生過程（モデルが行った事象を自身の行動として再生する），④強化と動機づけの過程（外的強化・代理強

化・自己強化や動機によって，観察で習得した行動を起こす）がある。
　このような学習過程では，モデルの特性や提示がモデリングに影響する（前田，2001）。たとえば，提示するモデルの特性は，最初からうまく遂行するマスタリーモデルよりは，課題となる行動をつまずきながらも徐々にうまく遂行できるようなコーピングモデルが効果的である。また，モデルの提示方法では，モデルを観察しながら，あるいはモデルを観察した直後に同じ行動を遂行する参加モデリングが効果的である。さらに，モデルが行動したことで，モデルにとって快適な報酬を得るという状況を観察者が観察できるという代理強化が効果的である。

1.2.3　オペラント条件づけ

　私たちは，自分が自発的に行った行動の結果から，その行動がその場に適していたかを学習する。たとえば，看護学生が患者の話に相づちを打ちながら集中して聴くことで，その患者の発語は増え，教員にも褒められた。このような患者や教員の反応が強化子となって，患者に対する看護学生の傾聴行動は増加したり，獲得されたりする（図7-1参照）。また，看護学生が同じような行動をとっても，患者も教員も強化子を与えなければ，その行動は減少したり，消去されたりする。このように，本人が自発的に行った行動を強化したり，強化しなかったりすることで，その後の行動を強めたり，弱めたりすることをオペラント条件づけと言う。

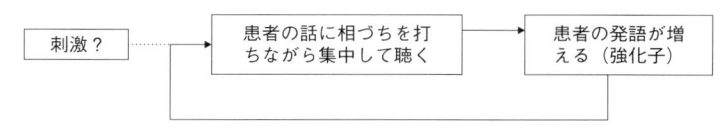

図7-1　オペラント学習の過程（内山，1998を一部改変）

　オペラント条件づけによる学習では，次の点に注意する。
　まず，1つは，「どのような行動を標的とするのか」「その行動の強化子は何か」を，明らかにすることである。行動の強化子となる報酬について，田上（1994）は，①食物や金銭などの物質的なもの，②言葉や笑顔などの社会的なもの，③テレビ活動や遊びなどの活動的なものをあげている。
　次に，目標とする行動を段階的に獲得できるようにすることである。目標とするスキルはすぐに獲得できない。このため，目標に到達するまでの過程を段階的に設定し，徐々に目標に近づけていくシェイピング法を用いる。シェイピング法では，①スキルを構成する小さな単位となる行動を分類し，その行動が徐々に獲得できるようにスモールステップで進む，②一連の行動が連鎖してできるようにするために，まず，最初の行動が出やすいように手がかり（プロンプト）を与える，③一つひとつの行動ができた場合は肯定的な評価を与える，④行動が徐々に形成されてきたらプロンプトを徐々になくす（フェイドアウト）というプロセスを経て，一連の行動を獲得させる。

1.2.4　行動のリハーサル

　私たちは，ある行動を頭では理解しているつもりでも，実際に行動できると

は限らない．私たちは，目標とする行動を繰り返し練習することで，ある状況下でその行動ができるようになる．このことを行動のリハーサルと言う．行動のリハーサルは，単に行動を変化させるだけではなく，その行動と関連した認知を変容させることにも効果的である．行動のリハーサルでは，最初は「自分も少し努力すればできそうだ」と思える行動から，徐々に難易度の高い行動へと変化させていくことがスキルの獲得には効果的である．最初は意図的・意識的な行動であっても，繰り返すことで徐々に生活に馴染み，習慣化される．

2．コミュニケーション・スキルの評価

　コミュニケーション・スキルは目的や目標を達成するためのコミュニケーション行動であり，そのような行動は観察することで評価ができる．しかし，実際場面で，コミュニケーション・スキルを観察し，評価するときには，次のような問題がある．
　①コミュニケーション・スキルの評価では，評価対象のコミュニケーションの相手も観察される．特に，医療では，患者のプライバシー保護の観点から，看護師のコミュニケーション・スキルの評価は困難である．
　②コミュニケーション行動を正確に観察するためにはビデオなどの装置が必要となり，その解析には時間がかかる．
　③ある個人のコミュニケーション・スキルに対する客観的評価とその個人が知覚しているスキル評価は必ずしも一致しない．
　上述のコミュニケーション・スキルの評価の問題を考慮し，次のような評価が行われている．

2.1　質問紙による自己評価

　ある集団のコミュニケーション・スキルの獲得状況を指標となる尺度で測定する．看護領域でも目的に応じたコミュニケーション・スキル尺度が開発されている．たとえば，看護師が患者との対人関係を築くためのコミュニケーション・スキル尺度（荒添，2003；上野，2005），終末期ケア看護師用コミュニケーション・スキル尺度・対患者関係知覚尺度（伊藤他，2012），看護師の社会的スキル測定尺度（千葉・相川，2000）などがある．また，わが国で広く利用されている社会的スキル尺度にはKISS-18（菊池，1988）がある．尺度による自己評価は容易にできるが，行動の観察とは異なり，個人のコミュニケーション行動やスキルに対する知覚を測定していることになる．

2.2　面　接　法

　対面による面接で，クライエントが難しいと知覚しているコミュニケーション場面やそのときのスキルの使用状況を評価する．この場合は，評価者が評価の枠組みを理解していることやクライエントがより正確に状況を表現できるよ

2.3 ロールプレイ

あるコミュニケーション場面を設定し，参加者が役割演技を行うことでスキル獲得状況を評価する。欧米諸国では，スキル獲得訓練の効果を確認するために，ロールプレイで看護師と模擬患者とが話し，その状況をビデオで撮影している。そのロールプレイでの対話内容を分析し，看護師や模擬患者の反応からスキルの獲得状況を評価している（Maguire et al., 1996; Razavi et al., 2002; Wilkinson et al., 2008）。しかし，ロールプレイは設定された仮想場面であり，実際にスキルを使用する状況とは異なる。

コミュニケーション・スキルは，具体的に何を評価するのかを明らかにし，目的に応じた評価方法を検討することが重要である。

3．コミュニケーション・スキル獲得訓練(Communication Skills Training：CST)

3.1 スキル獲得訓練の要素

コミュニケーション・スキルは，社会的スキルと同様に，ある目標を達成させるための行動である。社会的スキルは，対人的，社会的環境の中で学習された行動であり，そのスキルの不足や使用できない状態は，スキルの学習不足である（坂野，1995）。認知行動療法では，不足している社会的スキルを認知や行動の学習を通して獲得するという社会的スキル獲得訓練（social skills training: SST）が行われている。社会的スキル獲得訓練は，言語的教示，モデリング，ロールプレイ，フィードバック，般化などの訓練要素で構成され，スキルが効果的に学習できるようなパッケージ療法となっている（坂野，1995）。これまで，児童・生徒を対象とした社会的スキル獲得訓練の効果は多く報告されている（藤枝・相川，2001; 渡辺・山本，2003）。

看護学領域では，1990年代後半よりがん看護領域において看護師を対象としたコミュニケーション・スキル獲得訓練が行われている（たとえば，Maguire et al., 1996; Razavi et al., 2002; Wilkinson et al., 2008）。また，日本でも，伊藤（2013）によって，終末期ケア実習中の看護学生を対象にしたコミュニケーション・スキル獲得訓練が行われ，コミュニケーション懸念の改善が検討されている。伊藤（2000）は，コミュニケーション・スキル獲得訓練を，言語的教示，モデル提示，ロールプレイ，フィードバック，ホームワークで構成している。

すでに述べたようにスキル獲得のための学習は，言語的教示，モデリング，オペラント条件づけ，行動のリハーサルである。伊藤のスキル訓練では，モデル提示はモデリングを生じさせるための手続きである。また，ロールプレイやホームワークは行動のリハーサルである。ホームワークは実践場面での行動のリハーサルであり，必要とされる場面でのスキル獲得を目指すために行われ

る。さらに，そのようにして獲得したスキルが異なる実践場面でも使用できるような般化を目指している。フィードバックは，スキル獲得に伴う適切な行動にポジティブな評価を行い，オペラント条件づけによる行動の獲得を行う。

3.2 コミュニケーション・スキル獲得訓練の手続き

スキル獲得訓練の手続きは，図7-2に示したように，スキルの査定（前評価），教示，モデルの提示，ロールプレイによる行動リハーサル，ホームワークによる般化，スキルの査定（後評価）の順序で進み，その過程では，モデルの提示，ロールプレイによる行動リハーサル，ホームワークによる般化に対して，フィードバックが行われる。しかし，スキルがうまく獲得できないときは，前の段階に帰って練習をする。たとえば，ロールプレイがうまくいかないときはモデルの提示に戻り，もう一度モデルを観てコツをつかむ，ということである。

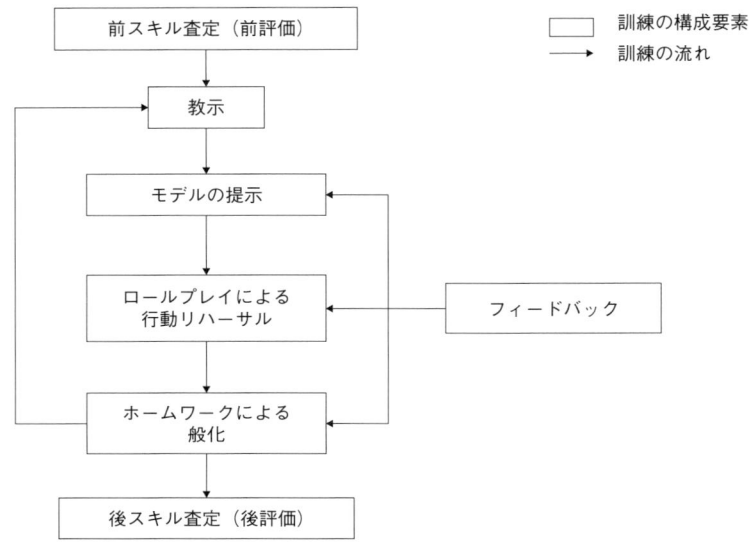

図7-2 コミュニケーション・スキル獲得訓練の概略

（訓練の流れ：前スキル査定（前評価）→教示→モデルの提示→ロールプレイによる行動リハーサル→ホームワークによる般化→後スキル査定（後評価）。モデルの提示，ロールプレイによる行動リハーサル，ホームワークによる般化にフィードバックが行われる。）

具体的な進め方は次のとおりである。

3.2.1 スキルの査定：個人のコミュニケーション・スキルの獲得状況を，面接，ロールプレイ，実践を通して見立てる

①面接：どのような場面で，どのようなことに困っているかを聞く。

②ロールプレイ：クライエントが問題としている状況を想定し，役割演技を行う。その後，演技者，観察者が評価する。

③実践：実践場面の課題に対するスキルの使い方を自己評価する。

評価では指標となる尺度を用いることもある。

3.2.2　教示：スキルを獲得する効用とそのためのトレーニング方法を説明する

①スキルの不足は，日常生活でどのような障害を起こすのかを説明する。
②不足しているスキルを獲得することによる日常生活での効果を説明する。
③スキルとはどのようにすれば獲得されるのかを説明する。
④スキル獲得訓練の方法を具体的に説明する。

3.2.3　モデルの提示：モデルを観て，スキルの使い方を学習する

①クライエントが問題と感じている状況，あるいは類似した状況を提示する。
②クライエントに不足しているスキルを適切に使い，快適な結果を手に入れるモデルを観察させる。
③クライエントは不足しているスキルの用い方と相手の反応を観察する。

3.2.4　ロールプレイ：役割演技を通して具体的にスキルの使い方を学習する

①クライエントが問題だと認知している状況を想定する。
②スキル獲得のために，標的行動を決定し，その行動が獲得できるまで役割演技を通して繰り返し練習する。観察者は参加観察をする。

3.2.5　モデルの呈示後とロールプレイ後のフィードバック：スキルが獲得できるように情報を提供する

①クライエントがモデルの提示場面を振り返り，スキルを使うための手がかりをつかむように情報提供する。ロールプレイでの練習するスキルを決定する。
②クライエントがロールプレイを振り返り，スキルの獲得状況に気づくように情報提供する。スキルが獲得されたことを認める（社会的強化）。
③問題としていた状況で実践できそうかを確認する。できそうな部分を明らかにし，次のホームワークに進む。

3.2.6　ホームワーク：ロールプレイで身につけたスキルを実際の場面で使ってみる

①実際場面の状況に応じたスキルの使い方を練習する。また，スキルを使うことで，問題としていた状況はどのように変化したかを確認する。
②獲得したスキルを実生活のさまざま場面で使用し，状況に応じた使い方を練習する。

3.2.7　ホームワーク後のフィードバック：努力したことによる成果と次の課題を確認する

①実際場面でのスキルの獲得状況を確認し，その成果を認める。
②スキルが思うように使えなかったときは，使おうとした意図を認める。

3.3　コミュニケーション・スキル獲得訓練の日程と注意点

　筆者が成人看護学実習（慢性期・終末期）3週間のなかで，看護学生を対象に行ったスキル獲得訓練を紹介する。

　このスキル獲得訓練の目的は，実習中の看護学生に，対患者関係を築き，患者の問題を共有するためのスキルを獲得させることで，終末期患者に対する看護学生のコミュニケーション懸念を低減させることである。

　スキル獲得訓練の日程は表7-1に示したとおりである。スキルの評価は，終末期ケア看護師用コミュニケーション・スキル尺度と対患者関係知覚尺度（伊藤他，2012）を用いた。また，手続きとして，看護学生が具体的に学ぶための課題表AからDを用いた。評価尺度と課題表は付録を参照していただきたい。

　看護学生のスキル獲得訓練を行うときは，次の点に注意する。

　①スキル獲得過程で生じる看護学生の患者の反応に対する脅威やスキルを実施するときの不安を積極的に傾聴し，支援することである。

　②目標とするスキルに達成するためのターゲット行動は少しの努力で超えられる程度に設定し，スモールステップで課題を達成するように支援する。

　③スキル獲得訓練を実習で行うときは患者並びに病院の承認を得る。

表7-1　訓練スケジュール

実習日程			実習場所	実習内容	実験群	統制群
週	曜日	日				
前週	金		学内	実習オリエンテーション	研究オリエンテーション	
1	月	1	病院	施設オリエンテーション 担当患者紹介 情報収集		
	火 水	2 3		情報収集 アセスメント 日常生活援助	前コミュニケーション・スキル査定（前評価） 教員によるモデル提示（参加観察） 課題表Aの記述，フィードバックA	前評価
	水	3		援助計画立案・実施	ターゲット行動設定・実施・修正・再設定，課題表Bの記述（以後後スキル査定まで続行）	
	金	5	学内	個別学習	フィードバックB	
2	月-木	6-9	病院	援助計画実施・修正・評価	課題表Cでシナリオ作成	
	金	10	学内	個別学習	ロールプレイ，フィードバックC 課題表Dでロールプレイの学び記述	
3	火 水・木	12 13・14	病院	援助計画実施・修正・評価	フィードバックD 後コミュニケーション・スキル査定（後評価）	後評価
	金	15	学内	実習記録まとめ・実習終了	調査用紙提出	

付　　録

1．ロールプレイ用事例紹介

　次の事例を使って，コミュニケーション・スキルの使い方をロールプレイで練習してみよう．

1.1　ロールプレイの方法

　ロールプレイでは，事例に登場する人物の役割を演じることで，そのときの状況に応じたコミュニケーション・スキルの使い方を練習する．ロールプレイの方法はいろいろあるが，筆者が学内で行っている手順を説明する．

1.1.1　ロールプレイのための準備
(1) 目的，事例の紹介，方法（場所，役割，時間，進め方）などを説明する．
(2) 登場する人物や観察役などの役割を決定する．
(3) それぞれの登場人物にオリエンテーションする．
　①看護学生役には看護学生の状況を伝え，患者役には，患者の状況を伝える．このときに，看護学生役には，患者の思いなどは与えない．
　②学生同士での各役割に関する情報交換をしないように伝える．
　③役割になりきるために必要な学習（患者の病気など）を提示する．

1.1.2　ロールプレイの実施
(1) 方法・注意点を再確認する．
　①その役割になりきるために，ロールプレイでの役割演技が始まる前および演技中の私語を禁じる．
　②役割を演じることが辛くなったときは，指定時間以内であっても役割演技を終了させてよいこと，終了のさせ方を伝える．
　③役割演技の始め方，終わり方を伝える．
(2) それぞれの役割の配置につかせる．
　①観察役はロールプレイに影響しないで参加観察ができる場所を確保する．
　②それぞれの役割ごとに登場させ，配置を確認する．最後にスキルを練習するもの（看護学生役）の配置を決める．
(3) 合図で役割演技を始める．
(4) 予定時間になったら終了の合図をし，役割を終える．
　演じる時間は演じる者の負担を考え，10分で行うことが多い．

1.1.3 ロールプレイ後のフィードバック

フィードバックの進め方，注意点を説明する。

①フィードバックは，スキルを練習している者（看護学生役など），コミュケーションの相手，観察役の順で気づいたことを述べる。一人の者が多くを述べすぎないように一人の発表時間を伝える。

②意見を述べるときは良かった点，改善したほうが良い点などを述べ，批判だけに終わらないようにする。

1.2 事例1．実習初日，患者が眠ろうしているときに看護学生が挨拶に行ったとき

1.2.1 場　面
看護学生は基礎看護学実習で初めて患者を担当し，看護技術を学ぶことになった。実習初日，実習担当看護師，教員とともに患者の病室に挨拶に行ったときの場面である。

1.2.2 看護学生役に伝える情報
看護学生は，担当患者が胃がんで明日手術を予定しているAさん（女性，55歳）であると教員から聞いていた。できれば，Aさんから明日の手術に対する不安などを聞き，看護過程を展開するための情報収集をしたいと思っていた。そういう思いで電子カルテから情報収集していたときに，実習担当看護師から患者の病室に行き，挨拶をしますと伝えられ，病室を訪れた。Aさんの病室は大部屋で，ベッド周囲にはスクリーンが引かれていた。

1.2.3 患者役に伝える情報
Aさんは，55歳女性である。手術を前にして，しばらく検査や処置が多かったのでやや疲れていた。また，昨日の手術に対する説明と慣れない入院ということもあって，熟睡できていなかった。昼食前まで少し眠りたいと思って，横になれたときに，学生が挨拶にきた。Aさんは，できれば明日の手術を控え，今日は静かに過ごしたいという思いがあった。

1.2.4 課　題
このような状況で，コミュニケーション・スキルをどのようにして使い，自己紹介したり，Aさんとの関係を築いたりしたらよいのか？　ロールプレイをしながら，最も良いと思われるコミュニケーション・スキルの使い方を考える。

1.3　事例2．看護学生が患者さんに痛みの状態を聞くと「大丈夫」と言われたとき

1.3.1　場　面
　看護学生は，成人看護学実習で，末期のすい臓がんで緩和ケアを受けているBさん（女性，78歳）を担当した．実習2日目，患者の状態が知りたくて，患者の病室を訪れたときのことである．

1.3.2　看護学生役に伝える情報
　看護学生は，末期のすい臓がんで治療ができず，緩和ケアを受けているBさん（女性，78歳）を担当すると教員から聞いていた．またBさんには，治療ができないという事実は伝えていないこと，Bさんの痛みを少しでも緩和できるようにすることがケアの目標であると担当看護師から聞いていた．学生は，実習初日には，電子カルテから情報収集し，Bさんがオキシコドンを1日2回（9時と21時）に服用していることを知った．しかし，痛みはそれだけでは十分に緩和できずに，レスキューとしてオキノームを使用していることも知った．2日目の午前はBさん痛みが和らいでいる様子で，看護師さんと清拭ができた．午後，学生がBさんのベッドサイドに行くと，Bさんは左側臥位でお腹を抱えるようにして，丸くなって寝ていた．学生がBさんに「痛みはどうですか」と尋ねると，Bさんは，やや小さい声で「大丈夫です」と答えた．

1.3.3　患者役に伝える情報
　Bさんは，女性，78歳である．背中とお腹の痛みが続いていたので病院を受診したら入院になった．入院して，1週間が過ぎ，医師も看護師さんもよくしてくれるけど，痛みはなかなかよくならず，痛み止めだけがどんどん増えている感じがして，今後どうなるのかが怖かった．今日も痛みが午後から強くなった．こういうときはしばらくじっとして，もう我慢できないときに看護師さんに痛み止めを頼もうと思っていた．そんなときに学生が来て，痛みのことを尋ねたので「大丈夫」とだけ，答えた．

1.3.4　課　題
　このような状況で，コミュニケーション・スキルをどのようにして使い，Bさんの心身の痛みを聴くことができるのか？　ロールプレイをしながら，最も良いと思われるコミュニケーション・スキルの使い方を考える．

1.4 事例3．看護学生が伝えた言葉をきっかけに患者さんが泣き出したとき

1.4.1 場　面
　成人看護学実習で，肺がんの手術を受けるCさん（女性，60歳）を担当した。Cさんは手術が無事終了した。手術後2日目，担当医の回診を待っているときに学生が伝えた言葉をきっかけにCさんが泣き始めた。

1.4.2 看護学生役と患者役に伝える情報
　Cさんは，女性，60歳である。Cさんは，定期的健康診断で肺がんの疑いで受診し，検査結果で肺がんと診断された。Cさんは，初期の肺がんであると告知され，手術を受けるために入院となった。手術は，内視鏡下で肺切除術を受け，経過も安定している。学生は，手術前からCさんを受け持っていた。
　今日は，手術後2日目で，これから担当医の回診が始まるため，回診の準備をしながら担当医を待っていた。そのときの会話である。

学生：「これから，回診なので腹帯を取って用意をしましょう」
患者：「そうね」
学生：（準備をし，待っている間に）
　　　「がんは早期発見，早期治療が大切なので，早く見つかってよかったですね」
患者：「……（泣き出した）」

1.4.3 課　題
　このような状況では，Cさんと学生はどのようになれば良いと思うか。また，そのためには，学生は，コミュニケーション・スキルをどのようにして使えば，効果的かを考える。

2．尺度紹介

2.1 終末期ケア看護師用コミュニケーション・スキル尺度／看護師用対患者関係知覚尺度（伊藤他，2012）

2.1.1 尺度の作成過程・妥当性・信頼性

看護師へのインタビュー内容，カーカフ（Carkhuff, 1987）のカウンセリングにおけるヘルピング技法，飯塚（1970）のカウンセリングプロセスから，定義に沿った言語的・非言語的コミュニケーション行動を取り上げた。そして，それらの行動を看護師のコミュニケーション・スキルとコミュニケーション・スキルへの患者の応答とに分類し，対応するように質問項目を作成した。質問項目は，終末期ケア看護師用コミュニケーション・スキル尺度および対患者関係知覚尺度ともに20項目で構成された。

調査は，予備調査を経て，本調査（N=352），再調査（N=140）を行った。

尺度の妥当性は因子構造妥当性で確認した。まず，探索的因子分析として最尤法，プロマックス回転を行い，最終的に，終末期ケア看護師用コミュニケーション・スキル尺度は3下位尺度11項目（非言語的かかわりスキル4項目，わかりやすい伝達スキル3項目，感情と認知への応答4項目）で構成され，対患者関係知覚尺度は2下位尺度8項目（関係形成的応答4項目，問題解決的応答4項目）で構成された。次に確認的因子分析として共分散構造解析を行い，モデルの適合度（GFIとRMSEA）をほぼ満たしていることを確認した。この結果，両尺度は因子構造妥当性が確認された。基準関連妥当性は行っていない。

尺度の信頼性は内的整合性と再テスト法で確認した。内的整合性はクロンバックα係数を求め，その値は一般的に望ましいとされている0.7以上あることを確認した。再テスト法は1回目と2回目の相関係数を求め，看護師用コミュニケーション・スキル尺度が0.55，対患者関係知覚尺度0.49であり，中程度の相関が確認された。両本尺度は，患者とのコミュニケーションを実際に取り，そのときのコミュニケーションの状態を自己評価するため，そのときの患者の状態が測定に影響し，再テスト法の相関をやや低くさせたと考えられた。このため，尺度の安定性に課題もあるが，おおむね信頼性は確認されている。

2.1.2 尺度の特徴

尺度の特徴は3つである。

①終末期ケア看護師用コミュニケーション・スキル尺度は，終末期ケアに携わる看護師が患者と人間関係を築き，問題を共有化するためのカウンセリング技法に基づいたコミュニケーション・スキルを測定する尺度である。

②終末期ケア看護師用コミュニケーション・スキル尺度と看護師用対患者関係知覚尺度を同時に測定することで，スキルの使用とそのスキルに対する患者の反応を合わせて測定できることである。このことによって，看護師のスキル

の使用によって患者の反応が生じているかをある程度把握できる。
　③両尺度の質問項目は行動の評価である。このため，当事者だけでなく，他者の観察によっても評価が可能である。

2.1.3　コミュニケーション・スキル尺度の測定方法・回答・採点方法

　測定は，看護師が実際に患者とコミュニケーションを取り，そのときの自分のコミュニケーションの状態を自己評価し，4件法で回答する。採点は「その通りにしている」を4点，「ほとんどしている」を3点，「まれにしている」を2点，「全くその通りにしていない」を1点として，下位尺度ごとに項目評定を単純加算する。下位尺度は，「非言語的かかわりスキル」が項目8，9，10，11，「わかりやすい伝達スキル」が項目1，2，3，「感情と認知への応答スキル」が項目4，5，6，7である。

2.1.4　コミュニケーション・スキル尺度の下位尺度の測定内容と解釈

　各下位尺度の測定内容は次のとおりである。
　①「非言語的かかわりスキル」とは，看護師が患者と人間関係を築くために「穏やかな表情で近づいている」や「相手に視線を向け，目線を合わせている」など，相手と積極的にかかわり，対話を始めるためのスキルである。
　②「わかりやすい伝達スキル」とは，看護師が患者と人間関係を築いたり，患者がとらえている問題を共有したりするために，「話の内容がわかるように具体的に伝えている」や「話が聞こえるように適切な速度や音量で伝えている」など，相手に話しの意味内容をわかりやすく伝えるためのスキルである。
　③「感情と認知への応答するスキル」とは，「相手が体験したできごとやそのときに生じた感情の理由について要約して伝えている」や「相手が体験したできごとやそのときに生じた感情について，なぜ，そう思ったかを具体的に質問をしている」など，相手の体験に対する感情や認知が促進されるように応答するためのスキルである。

　これらの下位尺度の評価は，得点の高さがスキルの獲得状況（高さ）を示す。
　終末期ケアに携わる看護師への調査（伊藤他，2012）や看護学生への調査（伊藤他，2012）における1項目あたりの平均得点から，「非言語的かかわりスキル」「わかりやすい伝達スキル」の得点が高く，「感情と認知への応答するスキル」の得点がやや低い傾向にある。スキルの内容から考えても，「感情と認知への応答するスキル」は，患者の感情を扱うためにやや難易度が高いスキルである。また，看護学生へのコミュニケーション・スキル訓練によって，最も上昇するのは，「感情と認知への応答するスキル」である。

2.1.5　対患者関係知覚尺度の測定方法・回答・採点方法

　測定は，看護師が実際に患者とコミュニケーションを取り，そのときの患者の反応や応答を観察し，4件法で回答する。採点は「その通りにしている」を4点，「ほとんどしている」を3点，「まれにしている」を2点，「全くその通

りにしていない」を1点として，下位尺度ごとに項目評定を単純加算する。下位尺度は，「関係形成的応答への知覚」が項目1, 2, 3, 4で，「問題解決的応答への知覚」が項目5, 6, 7, 8である。

2.1.6 対患者関係知覚尺度の下位尺度の測定内容と評価

各下位尺度の測定内容は次のとおりである。

①「関係形成的応答への知覚」とは，「身体をあなたの方へ向ける」や「あなたに聞こえるように話す」など，看護師が自身の人間関係を築くためのスキルに対して，患者が応じているのかを知覚している状態である。

②「問題解決的応答への知覚」とは，「自分の問題を解決する方法について，あなたにどうしたら良いのかという意見を求める」や「あなたが話した問題解決方法について，受け入れられるかどうかを答える」など，看護師の問題を共有するためのスキルに対して，患者が応じているかを知覚している状態である。

これらの下位尺度の評価は，得点の高さが，看護師が知覚した看護師のコミュニケーション・スキルに対する患者の応答の良さである。

終末期ケアに携わる看護師への調査（伊藤他，2012）から，コミュニケーション・スキルの各下位尺度と対患者関係知覚尺度の各下位尺度には，すべて相関が認められたが，なかでも，「非言語的かかわりスキル」と「わかりやすい伝達スキル」は「関係形成的応答への知覚」と，「感情と認知への応答スキル」は「問題解決的応答への知覚」と関連が強まる傾向にあった。つまり，看護師が患者と人間関係を築くために，「非言語的かかわりスキル」と「わかりやすい伝達スキル」を使うと，患者が看護師と関係を築こうとして「関係形成的応答」が増加すると受け止めていた。また，看護師が患者と問題を共有するために，「感情と認知への応答スキル」を使うと，患者が看護師と問題を解決しようとして「問題解決的応答」が増加すると受け止めていた。

終末期ケア看護師用コミュニケーション・スキル尺度

【教示】患者さんと実際にコミュニケーションを取り，そのときの患者に対するあなたのコミュニケーションの取り方（状態）にあてはまるものを選択肢から選び番号で答えてください。

	選択肢			
	全くその通りにしていない	まれにしている	ほとんどしている	その通りにしている

【質問項目】

例	相手に聞こえる程度に大きな声で話す	1	2	③	4
1	話が聞こえるように適切な音声や音量で伝えている。	1	2	3	4
2	話の内容がわかるように具体的に伝えている。	1	2	3	4
3	話の筋道（順序性）を通して伝えている。	1	2	3	4
4	体験したできごとやその感情について，相手の話したことを自分の言葉で言い換えている。	1	2	3	4
5	相手が体験したできごとやそのときに生じた感情について，なぜ，そう思ったかを具体的に質問をしている。	1	2	3	4
6	相手が体験したできごとやそのとき生じた感情の理由について要約して伝えている。	1	2	3	4
7	相手が体験したできごとやそのとき生じた感情を聴いて，あなたの感情を素直に伝えている。	1	2	3	4
8	穏やかな表情（やや微笑んだ表情）で相手に接近している。	1	2	3	4
9	相手に視線を向け，目線を合わせている。	1	2	3	4
10	相手と向き合い，身体をやや前向きにした姿勢をとっている。	1	2	3	4
11	相手が話し終わるまで，集中して聴いている。	1	2	3	4

看護師用対患者関係知覚尺度

【教示】患者さんと実際にコミュニケーションを取り，そのときのあなたに対する患者さんの反応や応答の状況について当てはまるものを選択肢から選び番号で答えてください。

【質問項目】	全くその通りにしていない	まれにしている	ほとんどしている	その通りにしている
1　あなたの問いかけに答えている。	1	2	3	4
2　あなたとの距離は120㎝位に保とうとしている。	1	2	3	4
3　身体をあなたの方へ向けている。	1	2	3	4
4　あなたに聞こえるように話している。	1	2	3	4
5　あなたへ今起きている出来事の何を問題としているのかを打ち明けている。	1	2	3	4
6　自分の問題を解決する方法について，あなたにどうしたら良いのかという意見を求めている。	1	2	3	4
7　あなたが話した問題解決方法について，受け入れられるかどうかを答えている。	1	2	3	4
8　具体的な問題解決の手順を相談している。	1	2	3	4

2.2 看護師コミュニケーション・スキル尺度（荒添, 2003）

2.2.1 妥当性・信頼性

　本尺度の妥当性は，項目の因子分析（主因子解，バリマックス回転）により8因子構造が確認されており，因子的妥当性はある。またこの尺度は，既存の社会的スキル尺度では看護師のコミュニケーション・スキルは十分に測定できないという観点より開発された尺度である。そこで，菊池（1988）によって開発された社会的スキル尺度（KiSS-18）との相関も見ているが，KiSS-18とNCSIの得点との合計得点の相関係数は，.405とやや低い相関である。KiSS-18との相関係数もやや低く，また詳細に内容をみても社会的スキルとは違った看護場面におけるコミュニケーション・スキル尺度となっている。

　本尺度の信頼性は，信頼性を示す指標の1つであるクロンバックのα係数が，第Ⅳ因子の「ゆったりした態度を示すスキル」が.80，第Ⅷ因子「初期の関係づくりのためのスキル」が.76で，その他の因子では.84〜.91の値が得られている。この値は内部一貫性を示す基準であり，.70以上あることが望ましいとされている。また再テスト法においても，本調査から約1〜2ヶ月後の相関係数は，.740と高い値を示している。したがって，本尺度は内的整合性や安定性において信頼性が確認されている。

2.2.2 教示・選択肢・質問項目

看護場面における人間関係をつくるためのコミュニケーション・スキル（荒添, 2003より抜粋）

相手に合わせた話し方のスキル	身体接触のスキル
患者の話を途中でさえぎらないようにする 患者のペースに合わせて話す 質問攻めにしないようにする	会話のあいだ，腕や背中に触れる 理解しているということを伝えるために肩に手を置く 励ますときなど，背中に手を置く
言葉に出せない気持ちを聞くスキル	話題づくりのためのスキル
言葉に出せない気持ちを察して，言葉にしてあげる その人にとって話やすい環境をつくる 話しているときに，表情の変化をみる	緊張をほぐすような世間話などをする よく眠れたかなどの話をする 思いを引き出すような話し方をする
好意的な態度を示すスキル	聞く態度があることを示すスキル
穏やかな表情で接する 話しているときには，うなずきながら肯定的な態度をとる 目が合った時には，挨拶や手を振ったりなどの反応を示す	何をしてもらいたいのか聞く 困っていることはないか聞く 看護師には何でも相談してもらって良いことなどを伝える
ゆったりとした態度を示すスキル	初期の関係づくりのためのスキル
椅子に座って話す ゆったりとした態度で話をする 忙しい雰囲気が前面に出ないようにする	入院した日または患者に初めて会うとき，ベッドサイドに行き，自己紹介をする 初めて接したとき，自分の身分，立場を紹介する 自分のことなども話すことで，患者を受け入れる姿勢を示す

2.2.3 測定方法

測定方法は，自身のコミュニケーションの状態を振り返り，自己評価する。質問項目は8因子39項目から構成されている。8因子には，第Ⅰ因子「相手に合わせた話し方のスキル」，第Ⅱ因子「言葉に出せない気持ちを聞くスキル」，第Ⅲ因子「好意的な態度を示すスキル」，第Ⅳ因子「ゆったりとした態度を示すスキル」，第Ⅴ因子「身体接触のスキル」，第Ⅵ因子「話題づくりのためのスキル」，第Ⅶ因子「聞く態度があることを示すスキル」，第Ⅷ因子「初期の関係づくりのためのスキル」がある。

この尺度の回答は，5件法である。得点は，「やったことがない」を1点，「一度はやっている」2点，「時折やっている」3点，「しばしばやっている」4点，「いつもやっている」5点として，合計点を算出する。そのためNCSIの得点範囲は39点から195点で，得点が高いほど看護場面における人間関係をつくるためのコミュニケーション・スキルが高いということである。

2.2.4 測定における注意点および限界

この尺度の項目の文章表現は，実際にどの程度実施しているという行動レベルを問う表現となっている。そのため，逆転項目はなく，回答形式も，「やったことがない」「一度はやっている」「時折やっている」「しばしばやっている」「いつもやっている」と行動レベルを問う尺度である。

妥当性では，因子的妥当性はあるが，構成概念的妥当性や基準関連妥当性などの検証はされていない。そのため，妥当性に関しては今後の課題でもある。

またこの尺度は，自己の行動を振り返り回答する尺度である。しかし本来コミュニケーション・スキルは自分がどうしているかというよりも，相手がどう受け取ったかということが重要である。そのため得点が高いからと言って，他者がそのようにとらえているかまでは測定することはできない。そのため，今後，他者からの測定も踏まえた妥当性の検討も必要と考えている。

引用文献

第1章

Andrews, H. A., & Roy, C. (1986). *Essentials of the Roy adaptation model*. Norwalk, CT: Appleton-Century-Crofts. (松木光子（監訳）(1992). ロイ適応看護論入門　医学書院)

荒添美紀 (2003). 看護場面における人間関係づくりのためのコミュニケーション・スキル　日本看護技術研究学会誌, 3(1), 18-27.

Carkhuff, R. R. (1987). *The art of helping* (6th ed.). Amherst, MA: Human Resource Development Press. (國分康孝（監訳）(1997). ヘルピングの心理学　講談社)

福原真知子・アイビイ, A. E.・アイビイ, M. B. (2004). マイクロカウンセリングの理論と実践　風間書房

Henderson, V. (1966). *ICN basic principles of nursing care*. Geneva, Switzerland: International Council of Nurses. (湯槇ます・小玉香津子（訳）(1990). 看護の基本となるもの　日本看護協会出版)

伊藤まゆみ・小玉正博・藤生英行 (2012). 終末期ケア看護師用コミュニケーション・スキル尺度及び看護師用対患者関係知覚尺度の開発　筑波大学心理学研究, 43, 71-82.

國分康孝 (1995). カウンセリングの技法　誠信書房

國分康孝（監修）(2001). 現代カウンセリング事典　金子書房

Maslow, A. H. (1954). *Motivation and personality*. New York: Harper and Row. (小口忠彦（訳）(1987). 人間性の心理学　モチベーションとパーソナリティ改訂新版　産業能率大学出版会)

松原達哉（編集代表）・日本カウンセリング学会（編集協力）(2011). カウンセリング実践ハンドブック　丸善

Orem, D. E. (1991). *Nursing: Concepts of practice* (4th ed.). St. Louis, MO: Mosby. (小野寺杜紀（訳）(1995). オレム看護論：看護実践における基本概念（第4版）　医学書院)

Watson, J. (1988). *Nursing: Human science and human care*. Norwalk, CT: Appleton-Century-Crofts. (稲岡文昭・稲岡光子（訳）(1992). ワトソンの看護論—人間の科学とヒューマンケア—　医学書院)

第2章

相川　充 (2009). 新訂　人づきあいの技術—ソーシャルスキルの心理学—　サイエンス社

Argyle, M. (1967). *The psychology of interpersonal behavior*. Baltimore, MD: Penguin Books. (辻　正三・中村陽吉（訳）(1972). 対人行動の心理　誠信書房)

Fiske, S. T., & Taylor, S. E. (1984). *Social cognition*. New York: Random House.

堀毛一也 (1990). 社会的スキルの修得　齋藤耕二・菊池章夫（編）　社会化の心理学ハンドブック—人間形成と社会と文化　川島書店　pp. 79-100.

Kelley, H. H. (1972). Causal schemata and the attribution process. In E. E. Jones, D. E. Kanouse, H. H. Kelley, R. E. Nisbett, S. Valins, & B. Weiner (Eds.), *Attribution: Perceiving the causes of behavior*. Morristown, NJ: General Learning Press. pp. 151-174.

Schlunt, D., & McFall, R. (1985). New directions in the assessment of social competence and skills. In L. L'Aabate & M. Milan (Eds.), *Handbook of soial skills training and research*. New York: Wiley. pp. 22-49.

Trower, P. (1982). Toward a generative model of social skills: A critique and synthesis. In J. P. Curren & P. M. Monti (Eds.), *Social skills tranining: A practical handbook for assessment and treatment*. New York: Guilford Press. pp. 399-427.

第3章

Argyle, M., & Cook, M. (1976). *Gaze and mutual gaze*. New York: Cambridge University Press.

Birdwhistell, R. L. (1955). Background to kinesis. *ETC: A Review of General Semantics*, 13, 10-18.

Burgoon, J. K. (1994). Nonverbal signals. In M. L. Knapp & G. R. Miller (Eds.), *Handbook of interpersonal communication*. Thousand Oaks, CA: Sage. pp. 229-285.

大坊郁夫 (1998). しぐさのコミュニケーション：人は親しみをどう伝えあうか　サイエンス社

大坊郁夫・磯友輝子 (2009). 対人コミュニケーションに見られる欺瞞の特徴実験　社会心理学研究, 32, 1-14.

深田博己 (1998). インターパーソナル・コミュニケーション：対人コミュニケーションの心理学　北大路書房

Hall, E. T. (1966). *The hidden dimension*. Garden City, NY: Doubleday & Company. (日高敏隆・佐藤信行（訳）(1970). かくれた次元 みすず書房)
井口大介 (1982). 人間とコミュニケーション 一粒社
飯塚雄一 (1990). 対人コミュニケーションの過程 大坊郁夫・安藤清志・池田謙一（編） 社会心理学パースペクティブ2：人と人とを結ぶとき 誠信書房
Kendon, A. (1967). Some functions of gaze direction in social interaction. *Acta Psychologica*, **26**, 22-63.
西川一廉 (2002). 人間活動としてのコミュニケーション 西川一廉・小牧一裕（共著） コミュニケーション・プロセス 二瓶社
小川一美 (2010). 人に伝える 相川 充・高井次郎（編） コミュニケーションと対人関係 誠信書房
岡部朗一 (1993). コミュニケーションの定義と概念 橋本満弘・石井 敏（編） コミュニケーション基本図書第1巻：コミュニケーション論入門 桐原書店 pp. 54-54.
Patterson, M. L. (1983). *Nonverbal behavior: A functional perspective*. New York: Springer-Verlag. （工藤 力（監訳）(1995). 非言語的コミュニケーションの基礎理論 誠信書房）
Richmond, V. P., & McCroskey, J. C. (2004). *Nonverbal behavior in interpersonal relations* (5th ed.). Boston, MA: Allyn & Bacon. (山下耕二（編訳）(2006). 非言語行動の心理学：対人関係とコミュニケーション理解のために 北大路書房)

第4章

Addis, M. E., & Martell, C. R. (2004). *Overcoming depression one step at a time: The new behavioral activation approach to getting your life back*. New York: New Harbinger Publications. (大野 裕・岡本泰昌（監訳）(2012). うつを克服するための行動活性化練習帳—認知行動療法の新しい技法 創元社)
Brammer, L. M., & MacDonald, G. (2003). *The helping relationship: Process and skills* (8th ed.). Old Tappan, NJ: Pearson Education. (堀越 勝（監訳）大江悠樹・新明一星・藤原健志（訳）(2011). 対人援助のプロセスとスキル—関係性を通した心の支援— 金子書房)
Burns, D. D. (1989). *The feeling good handbook*. New York: Plume.
Caplan, G. (1964). *Principles of preventive psychiatry*. New York: Basic Books. (新福尚武（監訳）(1970). 予防精神医学 朝倉書店)
Egan, G. (1986). *The skilled helper: A systematic approach to effective helping* (3rd ed.). Monterey, CA: Brooks/Cole. (鳴澤 實・飯田 栄（訳）(1998). 熟練カウンセラーをめざすカウンセリング・テキスト 創元社)
福原眞知子 (2007). マイクロカウンセリング技法 風間書房
Greenson, R. R. (1987). *The technique and practice of psychoanalysis*. Madison, WI: International University Press.
堀越 勝・野村俊明 (2012). 精神療法の基本—支持から認知行動療法まで— 医学書院
Ivey, A. E. *Introduction to microcounseling*. (以下の3文献から再構成し，*Introduction to microcounseling* とした文献：Ivey, A. E., & Glickstern, N. B. (1982). *Basic attending skills*. Microtraining Associates; Ivey, A. E., & Authier, J. (1978). *Microcounseling*. Charles C. Thomas; Ivey, A. E. (1983). *Intentional interviewing and counseling*. Brooks/Cole.) (福原眞知子・椙山喜代子・國分久子・楡木満生（訳編）(1985). マイクロカウンセリング—"学ぶ－使う－教える"技法の統合：その理論と実際 川島書店)
金山健一 (2011). 問題解決的カウンセリング 松原達哉（編） カウンセリング実践ハンドブック 丸善 pp. 138-139.
金沢吉展 (2007). カウンセラー・セラピストの教育訓練 金沢吉展（編） カウンセリング・心理療法の基礎—カウンセラー・セラピストを目指す人のために— 有斐閣 pp. 39-69.
北山 修 (2005). 創造性と精神分析 5 心の台本を読む 臨床心理学, **29**, 685-691.
小島一夫・鈴木真吾・福森崇貴 (2012). やさしく学べる心理学—医療・福祉を学ぶ人のために 北樹出版
國分留志 (2001). 問題解決的カウンセリング 國分康孝（監修） 現代カウンセリング事典 金子書房 p. 15.
國分康孝（監修）(2001). 現代カウンセリング事典 金子書房
古宮 昇 (2001). 心理療法入門—理論統合による基礎と実践— 創元社
熊野宏昭 (2012). 新世代の認知行動療法 日本評論社
大野 裕 (2010). 認知療法・認知行動療法治療者用マニュアルガイド 星和書店
Padesky, C. A., & Mooney, K. A. (1990). Presenting the cognitive model to clients. *International Cognitive Therapy Newsletter*, **6**, 13-14.

Rogers, C. R. (1951). *Client-centered therapy: Its current practice, implications, and theory*. Boston, MA: Houghton-Mifflin.（保坂　亨・諸富祥彦（訳）(2005).　カウンセリングと心理療法　岩崎学術出版社）
Rogers, C. R. (1957). The necessary and sufficient conditions of therapeutic personality change. *Journal of Consulting Psychology*, 21, 95-103.
Rogers, C. R. (1959). A theory of therapy, personality and interpersonal relationships as developed in the client-centered framework. In S. Koch (Ed.), *Psychology: A study of a science*. Vol. 3. *Formulations of the person and the social context*. New York: McGraw Hill. pp. 184-256.
Rogers, C. R. (1961). *On becoming a person: A therapist's view of psychotherapy*. New York: Houghton-Mifflin.
Rogers, C. R. (Ed.) (1967). *Therapeutic relationship and its impact: A study of psychotherapy with schizophrenics*. Madison, WI: University of Wisconsin Press.
田上不二夫 (1990).　登校拒否・家庭内暴力　黎明書房
玉瀬耕治 (2011).　各種カウンセリングの技法の点検と演習　松原達哉・福島脩美（編）　カウンセリング心理学ハンドブック［下巻］　金子書房　pp. 193-222.
内山喜久雄 (2008).　ケースフォーミュレーション　内山喜久雄・坂野雄二（編）認知行動療法の技法と臨床　日本評論社
上地安昭 (1990).　学校教師のカウンセリング基本訓練　北大路書房

第5章

Altman, I., & Taylor, D. A. (1973). *Social penetration: The development of interpersonal relationships*. Holt, Rinehart & Winston.
荒添美紀 (2003).　看護場面における人間関係づくりのためのコミュニケーション・スキル　日本看護技術研究学会誌, 3(1), 18-27.
Asch, S. E. (1946). Forming impressions of personality. *Journal of Abnormal and Social Psychology*, 41, 258-290.
Brehm, J. W. (1966).　*A theory of psychological reactance*. New York: Academic Press.
大坊郁夫 (1998).　しぐさのコミュニケーション―人は親しみをどう伝えあうか―　サイエンス社　p. 147.
深田博己 (2002).　説得研究の基礎知識　深田博己（編）説得心理学ハンドブック―説得コミュニケーション研究の最前線―　北大路書房　p. 4.
Hall, E. T. (1966). *The hidden dimension*. Garden City, NY: Doubleday & Company.（日高敏隆・佐藤信行（訳）(1970).　かくれた次元　みすず書房）
上瀬由美子 (2002).　ステレオタイプの社会心理学―偏見の解消に向けて―　サイエンス社
吉川肇子 (1989).　悪印象は残りやすいか　実験社会心理学研究, 29, 45-54.
Luft, J., & Ingham, H. (1955). The Johari window: A graphic model of interpersonal awareness. *Proceedings of the western training laboratory in group development*. Los Angeles, CA: University of California.
Mehrabian, A. (1971). *Silent messages*. Oxford, England: Wadsworth.
Northouse, P. G., & Northouse, L. L. (1992).　*Health communication: Strategies for professionals* (2nd ed.). Norwalk, CT: Appleton & Lange.（信友浩一・萩原明人（訳）(1998).　ヘルス・コミュニケーション―これからの医療者の必須技術―　九州大学出版会　pp. 3-4.）
奥田弘美 (2006).　かがやくナースのための PERFECT コーチングスキル　学習研究社　pp. 152-153.
佐藤絵里子・工藤せい子・小倉能理子・小林朱実 (2005).　医療施設における色彩環境の実態および患者と看護師の意識　弘前大学保健学科紀要, 4, 51-59.
外林大作・辻　正三・島津一夫・能美義博（編）(1993).　誠信　心理学辞典第16版　誠信書房
竹村和久・高木　修 (1990).　対人感情が援助行動ならびに非援助行動の原因帰属に及ぼす影響　実験社会心理研究, 30, 133-146.
柳原　光 (1980).　心の四つの窓 Johari Window.　サイコロジー, No. 1, 6-11.

第6章

Affonso, D. D. (1977). "Missing Pieces" A study of postpartum feelings. *Birth and the Family Journal*, 4, 159-164.
Akechi, T., Nakano, T., Okamura, H., Ueda, S., Akizuki, N., Nakanishi, T., Yoshikawa, E., Matsuki, H., Hirabayashi, E., & Uchitomi, Y. (2001). Psychiatric disorders in cancer patients: Descriptive analysis of 1721 psychiatric referrals at two Japanese cancer center hospitals. *Japanese Journal of Clinical Oncology*, 31, 188-194.
明智龍男 (2003).　がんとこころのケア　日本放送出版協会　p. 175.

Baile, W. F., Buckman, R., Lenzi, R., Glober, G., Beale, E. A., & Kudelka, A. P. (2000). SPIKES—A six-step protocol for delivering bad news: Application to the patient with cancer. *The Oncologist*, **5**, 304.

Ballard, C. G., Stanley, A. K., & Brockington, I. F. (1995). Post-Traumatic Stress Disorder (PTSD) after childbirth. *British Journal of Psychiatry*, **166**, 525-528.

Beck, C. T., & Gable, R. K. (2000). Postpartum depression screening scale: Development and psychometric testing. *Nursing Research*, **49**, 272-281.

Buckman, R. (2000). *How to break bad news: A guide for health care professionals*. Baltimore, MD: Johns Hopkins University Press.（恒藤　暁（訳）（2006）．真実を伝える―コミュニケーション技術と精神的援助の指針　診断と治療社　p. 48.）

千葉京子（2001）．看護学基礎教育における社会的スキル訓練　ヘルスカウンセリング，4(6)，26-31.

千葉京子・相川　充（2000）．看護における社会的スキル尺度の構成　看護研究，33(2)，53-62.

Cranley, M., Hedahl, K., & Pegg, S. (1983). Womens' perception of vaginal and cesarean deliveries. *Nursing Research*, **32**, 10-15.

大坊郁夫（1998）．しぐさのコミュニケーション―人は親しみをどう伝えあうか―　サイエンス社　p. 5.

Field, T., & Widmayer, S. (1980). Developmental follow-up of infants delivered by caesarean section and general anesthesia. *Infant Development*, **3**, 253-264.

Freddie, B., Ahmedin, J., Nathan, G., Jacques, F., & David, F. (2012). Global cancer transitions according to the Human Development Index (2008-2030): A population-based study. *The Lancet Oncology*, **13**(8), 790-801.

藤森麻衣子・内富庸介（編）（2009）．続・がん医療におけるコミュニケーション・スキル―実践に学ぶ悪い知らせの伝え方―　医学書院

藤田綾子（1994）．世代間コミュニケーション　高橋純平・藤田綾子（編）コミュニケーションとこれからの社会　ナカニシヤ出版　pp. 100-112.

Hall, E. T. (1959). *The silent language*. New York: Doubleday. (reprinted in 1981, Anchor). chap. 10

畠山ともこ・手島美子（2007）．緩和ケア病棟における新人看護師の経験の特徴――一般病棟の臨床経験を有する看護師の場合―　日本がん看護学会誌，21(2)，44-49.

Highley, B., & Mercer, R. (1978). Safeguarding the laboring woman's sense of control. *The American Journal of Maternal Child Nursing*, **3**, 39-41.

平木典子（2012）．アサーション入門―自分も相手も大切にする自己表現法　講談社　pp. 159-160.

広瀬寛子（2011）．悲嘆とグリーフケア　医学書院　pp. 37-46.

犬童幹子（2002）．看護者のメンタルヘルスに関する研究―がん看護に伴う看護者の不安に関する因果モデルの検証と再構築　日本看護科学学会誌，22(1)，1-22.

伊藤まゆみ（2001）．ターミナルケア教育の方法―コミュニケーション・スキル・トレーニング―　看護教育，42(6)，561-566.

伊藤まゆみ（2010）．ターミナル期にある対象の看護　伊藤まゆみ（監修）慢性期看護・ターミナルケア・緩和ケア―対象とのコミュニケーションからケアに至るプロセス―　ピラールプレス　pp. 58-104.

伊藤まゆみ・田上不二夫（2006）．看護学生のターミナルケア場面におけるがん患者の心理状態の認知とCommunication Apprehensionとの関係　教育相談研究，44，1-8.

伊藤まゆみ・小玉正博・大場良子（2011）．臨死患者のケア実習における看護学生の心的衝撃への対処プロセス　ヒューマン・ケア研究，12(1)，22-34.

伊藤まゆみ・小玉正博・藤生英行（2012）．終末期ケア看護師用コミュニケーション・スキル尺度及び看護師用対患者関係知覚尺度の開発　筑波大学心理学研究，43，71-82.

包國幸代・麻原きよみ（2013）．対象者中心の保健指導を実践する保健師の技術　日本看護科学学会誌，33(1)，71-80.

柏木哲夫（1987）．ターミナルケアと精神障害　精神医学，29，89-95.

柏木哲夫（1991）．ターミナルケア　日本医師会雑誌，106(10)，254-261.

河合隼雄・鷲田清一（2003）．臨床とことば　TBSブリタニカ　p. 12.

近藤真紀子（2008）．死に逝く患者をケアし死を看取る看護師の限界感の構造　臨床死生学，13，81-90.

厚生労働省統計局（2011）．人口動態調査報告書

厚生労働統計協会（2016）．国民衛生の動向〈2016/2017〉　一般財団法人厚生労働統計協会　pp. 94-95.

Kübler-Ross, E. (1969). *On death and dying*. Simon & Schuster/Touchstone.（川口正吉（訳）（1971）．死ぬ瞬間―死にゆく人々との対話　読売新聞社）

Mackey, M. C. (1998). Women's evaluation of labor and delivery experience. *Nursing Connections*, **11**, 19-32.

Maguire, P., Faulkner, A., Booth, K., Elliott, C., & Hillier, V. (1996). Helping cancer patients disclose their concerns. *European Journal of Cancer*, **32A**(1), 78-81.

Massie, M. J., & Holland, J. C. (1989). Overview of normal reactions and prevalence of psychiatric disorders. In J. C. Holland, & J. H. Rowland (Eds.), *Handbook of psycho-oncology: Psychological care of the patient with cancer*. New York: Oxford University Press.（今井暁才・万代愼逸（訳）(1993).　正常反応と精神障害　河野博臣・濃沼信夫・神代尚芳（監訳）サイコオンコロジー第2巻　メディサイエンス社　pp. 69-93.）

松村理恵子・岩田美千代・澤田愛子 (2001). 対末期患者のコミュニケーション場面における看護婦の感情に関する研究　富山医科薬科大学医学部看護学科, **4**, 77-84.

松島英介（編）(2010). がん患者のこころ　現代のエスプリ no.517（ムック）ぎょうせい　p. 80.

Mercer, R. T. (1981). Theoretical frame work for studying factors that impact on the maternal role. *Nursing Research*, **30**, 73-77.

Mercer, R. T. (1985). Relationship of birth experience to later mothering behaviors. *Journal of Nurse-Midwifery*, **30**, 204-211.

宮﨑美砂子・北山三津子・春山早苗・田村須賀子（編）(2017a). 最新公衆衛生看護学第2版　2017年版総論　日本看護協会出版会　pp. 188-190.

宮﨑美砂子・北山三津子・春山早苗・田村須賀子（編）(2017b). 最新公衆衛生看護学第2版　2017年版各論1　日本看護協会出版会　pp. 123-125.

Oflaz, F., Arslan, F., Uzun, S., Ustunsoz, A., Yilmazkol, E., & Unlü, E. (2010). A survey of emotional difficulties of nurses who care for oncology patients. *Psychological Reports*, **106**(1), 119-130.

岡村　仁 (2010). がんの治療の流れと心のケア　小川朝生・内富庸介（編）これだけは知っておきたいがん医療における心のケア　創造出版　pp. 3-7.

奥出有香子 (1999). ターミナルケアにおける看護婦の戸惑いに関する研究　順天堂医療短期大学記要, **10**, 31-39.

長田久雄 (1994). 年上・年下とつきあうスキル　菊池章夫・堀毛一也（編）社会的スキルの心理学　川島書店　pp. 124-131.

Richmond, V. P., & McCroskey, J. C. (1998). *Communication apprehension, avoidance, and effectiveness* (5th ed.). Boston, MA: Allyn and Bacon.

Rogers, C. R. (1961). *On becoming a person: A therapist's view of psychotherapy*. Boston, MA: Houghton Mifflin.（諸富祥彦・末武康弘・保坂　亨（共訳）(2005). ロジャーズが語る自己実現の道　ロジャーズ主要著作集3　岩崎学術出版社）

Rubin, R. (1961). Puerperal change. *Nursing Outlook*, **9**, 753-755.

Rubin, R. (1984). *Maternal identity and maternal experience*. New York: Springer.

坂本雅樹 (2009). ケースに学ぶコミュニケーションの実際　藤森麻衣子・内富庸介（編）続・がん医療におけるコミュニケーション・スキル—実践に学ぶ悪い知らせの伝え方—　医学書院　p. 102.

櫻井貴子・波多野仁美・谷口裕子・村中美加 (2009). 体重の自己管理が困難な透析療法1年未満の患者へのステップ・バイ・ステップ法の有用性の検討　日本看護学会論文集：成人看護 II, **39**, 304-305.

Schwarz, J. K. (2003). Understanding and responding to patients' requests for assistance in dying. *Journal of Nursing Scholarship*, **35**(4), 377-384.

庄司一子 (2001). 親教育と親の教育臨床—親の発達の視点から—　杉原一昭（監修）発達臨床心理学の最前線　教育出版　pp. 2-11.

Simkin, P. (1991). Just another day women's life? Women's long-term perceptions of their first birth experience Part 1. *Birth*, **18**, 203-209.

Sivesind, D., Parker, P. A., Cohen, L., Demoor, C., Bumbaugh, M., Throckmorton, T., Volker, D. L., & Baile, W. F. (2003). Communicating with patients in cancer care: What areas do nurses find most challenging? *Journal of Cancer Education*, **18**(4), 202-209.

Susan, G.-N., Tilmann, S., & Margaret, E. V., & Malin, E.-G. (2013). The impact of subjective birth experiences on post-traumatic stress symptoms: A longitudinal study. *Archives Women's Mental Health*, **16**(1), 1-10.

常盤洋子 (2001). 命をかけた戦い　杉原一昭（編）危機を生きる—いのちの発達心理学—　ナカニシヤ出版　pp. 7-11.

常盤洋子 (2003). 出産体験の自己評価と産褥早期の産後うつ傾向の関連　日本助産学会誌, **17**(2), 27-38.

常盤洋子・今関節子 (2000). 出産体験自己評価尺度の作成とその信頼性・妥当性の検討　日本看護科学会誌, **20**(1), 1-9.

常盤洋子・杉原一昭・藤生英行（2000）．出産期における母親意識の発達に関する研究―出産体験の内容分析― カウンセリング研究，33，181-188．
恒藤　暁（1999）．最新緩和医療学　最新医学社
内富庸介（2007）．がん診断，再発，終末期の心の反応を理解する　内富庸介・藤森麻衣子（編）がん医療におけるコミュニケーション・スキル―悪い知らせをどう伝えるか―　医学書院　pp. 34-43．
内富庸介・藤森麻衣子（編）（2007）．がん医療におけるコミュニケーション・スキル―悪い知らせをどう伝えるか―　医学書院
鷲田清一（2003）．「聴く」ことの力―臨床哲学試論―　阪急コミュニケーションズ　pp. 84-104．
渡部富栄（2012）．対人コミュニケーション入門―看護のパワーアップにつながる理論と技術―　ライフサポート社　p. 38．
渡邊知映（2008）．生殖器にかかわる健康　吉沢豊子・鈴木幸子（編）女性看護学　メヂカルフレンド社　pp. 248-249．
World Health Organization（2017）．World Health Statistics 2017. World Health Organization. p. 31. Retrieved from http://www.who.int/gho/publications/world_health_statistics/2017/en/
World Health Organization（2012）．World Health Statistics 2012. World Health Organization. p. 35. Retrieved from http://www.who.int/gho/publications/world_health_statistics/2012/en/
やまだようこ（2000）．人生を物語る―生成のライフストーリー　ミネルヴァ書房

第7章

相川　充（2009）．新訂　人づきあいの技術―ソーシャルスキルの心理学―　サイエンス社
荒添美紀（2003）．看護場面における人間関係づくりのためのコミュニケーション・スキル　日本看護技術研究学会誌，3(1)，18-27．
Bandura, A. (Ed.) (1971). *Psychological modeling: Conflicting theories.* Chicago, IL：Aldine Atherton.（原野広太郎・福島脩美（共訳）(1975)．モデリングの心理学―観察学習の理論と方法―　金子書房）
千葉京子・相川　充（2000）．看護における社会的スキル尺度の構成　看護学研究，33，139-148．
藤枝静暁・相川　充（2001）．小学校における学級単位の社会的スキル訓練の効果に関する実験的検討　教育心理学研究，49，371-381．
伊藤まゆみ（2000）．保健婦（士）のためのSST（Social Skills Training）対人関係づくりのためのコミュニケーション・スキル副読本　田上不二夫（監）保健婦（士）ビデオシリーズ①　国民健康保険中央会企画　選択エージェンシー制作
伊藤まゆみ・小玉正博・藤生英行（2012）．終末期ケア看護師用コミュニケーション・スキル尺度及び看護師用対患者関係知覚尺度の開発　筑波大学心理学研究，43，71-82．
伊藤まゆみ（2013）．終末期ケア実習における看護学生の心的衝撃への心理教育的支援に関する研究　筑波大学審査学位論文（博士）
菊池章夫（1988）．思いやりを科学する―向社会行動の心理スキル　川島書店
前田基成（2001）．モデリング　國分康孝（監修）現代カウンセリング事典　金子書房
Maguire, P. A., Booth, K., Elliott, C., & Jones, B.（1996）．Helping health professionals involved in cancer care acquire key interviewing skills: The impact of workshop. *European Journal of Cancer,* 32A(9), 1486-1996.
坂野雄二（1995）．認知行動療法　日本評論社
田上不二夫（1994）．強化法，消去法　内山喜久雄（編）臨床教育相談学　金子書房
Razavi, D., Delvaux, N., Marchal, S., Durieux, J. F., Farvacques, C., Dubus, L., & Hogenraad, R.（2002）．Does training increase the use of more emotionally laden words by nurses when talking with cancer patients? A randomised study. *British Journal of Cancer,* 87(1), 1-7.
内山喜久雄（1998）．行動療法　日本文化科学社
上野栄一（2005）．看護師における患者とのコミュニケーションスキル測定尺度の開発　日本看護科学会誌，25(2)，47-55．
渡辺弥生・山本弘一（2003）．中学生における社会的スキル及び自尊心に及ぼすソーシャルスキルトレーニングの効果―中学校および適応指導教室での実践―　カウンセリング研究，36，195-205．
Wilkinson, S., Perry, R., Blanchard, K., & Linsell, L.（2008）．Effectiveness of a three-day communication skills course in changing nurses' communication skills with cancer/palliative care patients: A randomised controlled trial. *Palliative Medicine,* 22(4), 365-375.

付　録

荒添美紀（2003）．看護場面における人間関係づくりのためのコミュニケーション・スキル　日本看護技術研究学会誌, 3(1), 18-27.

Carkhuff, R. R. (1987). *The art of helping* (6th ed.). Amherst, MA: Human Resource Development Press.（國分康孝（監訳）（1997）．ヘルピングの心理学　講談社）

飯塚銀次（1970）．プロセススケールの Examples の研究―カウセリング過程における人格変容の研究―　相談学研究, 3(2), 76-99.

伊藤まゆみ・小玉正博・藤生英行（2012）．終末期ケア看護師用コミュニケーション・スキル尺度及び看護師用対患者関係知覚尺度の開発　筑波大学心理学研究, 43, 71-82.

菊池章夫（1988）．思いやりを科学する　川島書店

あとがき

　編者が本書の企画を提案したのは，2013年初夏のことであった。その年の春に，編者は，長年の研究をまとめ，筑波大学大学院人間総合科学研究科生涯発達科学後期博士課程において，「カウンセリング科学」の学位を取得した。1999年3月に筑波大学大学院修士課程教育研究科カウンセリング専攻を終了してから14年という月日が過ぎた。そのような年月をかけて学んできたカウンセリングの実践や研究は，過去の臨床での看護経験を裏づけたり，現在の終末期ケア教育方法を開発したりするうえで，大いに役立ち，自身の心を豊かにしていった。看護ケアをカウンセリングという観点から検討したことで，今まで，見えなかったケアの側面も見えるようになった。そのような思いを，少しでも看護臨床や教育に役立てたいと考え，本書は提案された。

　本書のテーマである「コミュニケーション・スキル」という用語は，1999年3月に提出した筑波大学大学院修士論文において，当時の指導教員である田上不二夫先生からいただいた言葉である。当時，看護領域ではあまり馴染みのない言葉であったが，十余年たった今では広く活用されている。しかし，その使われ方には必ずしも適切とは言えないと思われる状況も見受けられる。そのような状況に少しでも本書が役立てば幸いである。

　本書の刊行にあたっては多くの方からのご支援をいただいた。特に執筆者の方々には教育や研究で多忙ななか，玉稿をいただいたことを深く感謝したい。執筆者の方々は，筑波大学大学院でカウンセリングを学んだ同窓生であったり，自主的にカウンセリングやスキルについて関心を寄せ，学んだ看護教育者であったりする。また，長年にわたり，編者を励まし，カウンセリングの学習や研究をご支援くださった筑波大学名誉教授故内山喜久雄先生をはじめ，修士課程指導教員田上不二夫先生，博士課程指導教員小玉正博先生に深く感謝したい。

　最後に，編者の企画にご賛同いただき，編集の労をとっていただいたナカニシヤ出版の宍倉由高氏，山本あかね氏に厚くお礼を申し上げる。

2014年　夏
編者　伊藤　まゆみ

事項索引

あ

アイコンタクトと精神状態　108
挨拶　25, 41-42, 62, 89-92, 114, 123, 133, 141
アイデンティティ　82, 95, 101
　　母親としての――　78-80, 83-84
アクセプタンス　34
アクティブ・ラーニング　92
アセスメント　48-50, 55, 78, 81, 82, 103, 110, 130
　　――視点　79
ありのまま聴く　79
威嚇　108-109
生き方を尊重した健康支援　i, 3-4, 6-8, 14, 53
威厳　108
意思決定　23, 71, 77, 93, 96
一瞥　108-109
イド（id）　37
易疲労感　111
意味の反映　43, 46
印象形成　59
うつ病　30, 68, 96, 102, 109-112, 121
うつや不安などにつながりやすい10の思考のパターン　31
鵜呑み　105
エス（Es）　37, 38
援助者　23, 38-42, 92, 121
援助モデル　39, 78
置き換え　17, 38, 45, 54
お辞儀　63, 91
穏やかな表情　21, 65, 73, 89, 92, 137, 139, 141
オペラント条件づけ　30, 32-34, 125, 127
音声的チャネル　19-20
　　非――　19-20

か

解釈　21, 30-31, 43, 46, 58-59, 86-87, 106, 122, 137
解読化　17, 21, 55, 57, 84, 88-90
カウンセラー　7, 8, 23-27, 43-48
カウンセリング　i, 7-8, 14, 23-24, 26-29, 43, 47, 50, 80-81, 111, 124, 136
　　――の技法　i, 3, 7-9, 39, 98, 136
　　――の種類　28
　　――の定義　23
　　――のプロセス　39, 50, 136
　　開発的――　28
　　狭義の――　7, 47
　　治療的――　29
　　マイクロ――　8, 43-44, 98
　　問題解決的――　29
　　予防的――　28
顔の表情　18, 21, 24, 26, 107, 111
かかわり行動　44
カタルシス効果　101
加齢　67, 84-88
　　――白内障　85-86
感音（性）難聴　85
がん患者の特徴　68, 93
看護
　　がん――　92, 127
　　――学生　28-29, 59-60, 71-72, 83-84, 88, 90-92, 125, 127, 130-135
　　――実践　79
　　――師の基礎的技能　6
　　精神――　102-103, 105, 107, 110
　　――領域におけるコミュニケーションの特徴　102
　　地域――　113
　　――領域における看護活動の特徴　113
　　母性――　76-77
　　老年――　84
患者
　　――の応答の観察　73-74
　　――の体験　73-74
　　――の問題の共有　67, 72-75, 130, 137-138
感情
　　――交流　7
　　――の意味　40
　　――の解読　21, 73
　　――の統制　13-14
　　――の反映　43-45
　　――の理由　74, 137, 139
　　――を聴く　74, 139
記憶　38, 56, 58, 77, 86, 89
気がかりをとらえる　116
聴くことの意味　81
記号化　17, 21, 54-55, 84, 87-89
気分障害（うつ病）の患者　110
脅威　14, 35, 61, 67, 70-72, 108-109, 130
教育分析　38
共感的姿勢・行動と非共感的姿勢・行動　110
共感的理解　36, 43
教示　43, 46, 91, 128, 139-141
　　言語的――　124, 127
協働　116, 121-122
共有できる目標の設定　120
空間の行動　19-20
クライエント　7-8, 23-27, 30, 34-47, 126, 128-129
　　――観察技法　44-45
グリーフケア　83
繰り返し　14-15, 25, 27, 42, 45, 61, 82, 114, 123, 126, 129
訓練スケジュール　130
計画を実行する援助　42
傾聴　5, 18, 24, 43-45, 78, 81-82, 90, 99, 101, 112, 125, 130
結晶性知能　87
幻聴　82, 105
見当識　86, 105
構成概念　24
行動
　　――の学習　30, 123, 127
　　――の生起頻度　33
　　――のリハーサル　125-127
　　――変容　7, 23-24, 30, 61, 114-115, 117, 121, 123

事項索引

――を学ぶ　123
更年期障害　94
高齢者　55, 84-90, 92, 112
　　――疑似体験　92
　　――の特徴　84
告知後の心理反応　95
告知場面における患者の感情表出　92
心の構造　37, 38
個人　3-4, 11, 16, 28, 31, 58, 63, 70-71, 78, 84-85, 87-88, 94, 96-97, 119-120, 123, 126, 128
5段階の面接構造　43, 45
娚　108-109
コミュニケーション　9, 11-12, 14-19, 21-23, 26-27, 45, 53-56, 58, 60-62, 64, 71-72, 84-89, 92, 96-97, 99, 102-103, 105, 107, 109, 111, 122, 124, 126, 136, 138-139, 140, 143
　　言語的――（verbal communication）　16, 19-20, 60-62, 87, 102-103, 107
　　――行動　12, 14, 72-74, 76, 126, 136
　　――・チャネル　59-60
　　――の分類　19
　　――の過程　17, 21, 55-56
　　――の機能　17-19, 55
　　――の構成要素　15, 17
　　――の注意点　59
　　――の定義　15
　　――の特徴　53, 55, 101
　　――の分類　16
　　――の目標　53, 55
　　――の問題　54, 71-72
　　――の歪み　21-22
　　近言語的――　19-20
　　支持的・共感的――　122
　　状況によっては注意が必要な――　105
　　説得的――　61
　　対人――　14-19, 55, 84-85, 88, 90
　　非言語的――（nonverbal communication）　16, 19, 26-27, 60-61, 87, 103, 107-109, 136

コミュニケーション・スキル　3, 6-9, 12, 14-15, 23-24, 53, 56, 61-62, 64, 67, 72-73, 75-76, 79, 81, 84, 88, 90, 92-93, 96-103, 105-107, 110, 112-114, 116, 120, 122-123, 126-128, 131, 133-136, 139, 141-142
　　がん患者の告知場面における――　96
　　看護場面における――　14, 61-62, 141
　　感情表出を促進するための――　100
　　言語的――　103
　　現在の状態を共有するための――　101, 103
　　高齢者との――　84, 88, 90
　　――獲得訓練　127-129
　　――の注意点　130
　　――の位置づけ　61-62
　　――の生起過程　12
　　――の測定　66, 75
　　――の評価　126
　　――の学び方　14, 75, 123
　　終末期ケアで求められる――　72
　　情報収集を促進するための――　92, 99-100
　　地域看護で求められる――　113
　　人間関係を築くための基礎的な――　53, 61, 64
　　非言語的――　103, 107, 110

さ

猜疑心　108
サバイバー　93
三項随伴性　32-33
SHARE（患者が望むコミュニケーションの4要素）　96-97
支援ニーズ　5-8, 53, 112, 114, 116
自我（ego）　37, 38, 69, 82
　　――防衛機制　38
　　超――（super-ego）　37
視覚機能　86
　　――の低下　85-86
色彩　63-64, 107
自己
　　――一致　35-36, 111

　　――開示　7, 44, 46, 56-57, 64, 89-90, 103, 117
　　――理解と他者理解　55
　　――理論（self-theory）　35
支持　25, 78-79, 97, 105, 122
視線　18-21, 26, 44, 86, 89-91, 109, 114, 117, 137, 139
質問　17, 20, 25, 44-45, 57, 73-75, 89-90, 97-98, 101, 104, 106, 111, 114-116, 124, 137, 139
　　――技法　74
　　――紙による自己評価　126
　　――攻め　57, 65, 89, 110, 112, 141
　　閉ざされた――（closed question）　25, 43-44, 89, 111, 116
　　開かれた――（open question）　25, 43-44, 89, 101, 116
執拗　106
自動思考（automatic thought）　30
死への受容プロセス　69
社会的スキーマ　13
社会的スキル　9-13, 62, 88, 90-91, 124, 127, 141
　　――の諸定義　10-12
尺度
　　看護師コミュニケーション・スキル――　66, 141
　　看護師用対患者関係知覚――　76, 136, 140
　　終末期ケア看護師用コミュニケーション・スキル――　75-76, 126, 136-139
終結　42
周産期のグリーフケア　83
周産期の死別　83
終末期ケア　8, 67, 70-72, 75-76, 127, 136-137
　　――の目標　70
　　――におけるコミュニケーションの問題　71
受信情報の矛盾　59
主体的な行動変容の支援　116, 120
出産後PTSD　78
出産体験　77-82
　　――の意味づけ　77-79, 81

──振り返り　77-82
　　　──のわだかまりのモデル　80-81
受容　24, 26, 36, 57, 69, 80, 85, 90, 103, 111
昇華　38
「状況」の要因　84, 88
焦点のあてかた　43, 46
情報
　　　──の解読化（decoding）　17, 85
　　　──の記号化（encoding）　17, 85
　　　──の受信　17, 54-55, 57, 89
　　　──の送信　17, 55, 89
助言，情報提供　43, 46
女性性　92-94, 96, 101
　　　──の喪失　94
女性らしさ　94
ジョハリの窓　56
身体接触のスキル　64-65, 141-142
身体動作　19, 20, 55, 88-89
信頼関係の構築　39
心理的リアクタンス　61
スキーマ（schema）　13-14, 32, 124
スキル　8-10, 12-14, 42-43, 64-66, 72-73, 75, 80-81, 84, 88, 90-92, 101, 103, 105, 107, 112, 114, 116, 120, 123-132, 136-137, 139, 141-142
　　　相手に合わせた話し方の──　64-65, 141-142
　　　聞く態度があることを示す──　64, 66, 141-142
　　　好意的な態度を示す──　64-65, 141-142
　　　言葉に出せない気持ちを聞く──　64-65, 141-142
　　　初期の関係づくりのための──　64, 141-142
　　　──獲得　123, 127-130
　　　──の査定　128
　　　──の実際　110, 116, 120
スティグマ　95
ステレオタイプ　13, 57, 58, 83
SPIKES（真実を伝える際の6段階のプロトコル）　96
生活習慣病予防に向けた行動変容への支援　113
清潔感のある身だしなみ　64
脆弱性　111
精神機能　84-87, 102
　　　──の低下　86
精神分析　36-38
　　　──的視点　37
　　　──的心理療法　36
性的な問題　94
積極技法　43, 46
　　　狭義の──　46
積極的関心　36
セラピスト　23, 30, 34, 36-38
セルフケア　4, 47, 51, 93
前傾姿勢　73, 89
詮索　106, 108
全人的苦痛　68, 70, 72
相互作用　10-11, 13-16, 18, 56, 92, 108-109, 111
ソーシャル・スキル・トレーニング（SST）　90-92, 127

た

第一印象　58-59
対決（直面化）　41, 46
対人距離　18-21, 63, 73-74, 90
対人認知　59
対人反応　10, 12-14
　　　──の解読　12-14
　　　──の決定　13-14
　　　──の実行　13-14
対人目標の決定　12-14
知覚の影響　57
知性化　38
着席位置　73
聴覚機能　85
　　　──の低下　85
治療抵抗　38
治療による心理への影響　94
治療による生活への影響　93
治療の6条件　35
陳腐　106
沈黙　59, 82, 97, 99-100, 103
適応　3, 35-37, 79-80, 90, 92, 95
　　　──障害　96
出来事と感情の関連づけ　74
転移と逆転移　38
伝達要素　60
投影　38

洞察　37, 102
動作と心理状態　108
特徴　12, 16, 21, 37, 53, 55, 58, 68, 83-84, 92, 95, 101, 108, 112, 115, 124, 136

な

ニーズに沿う支援　5
人間関係　7-9, 12, 14-15, 23-24, 53, 55-57, 61-64, 66, 68, 70, 72-75, 95-97, 107, 109, 112-113, 120, 136-138, 139-142
　　　──の構築　7-8, 53, 56-57, 62-64
認知再構成法　30, 49-50
認知へのアプローチ　49

は

パートナーとの関係性の変化　95
媒体　16, 18, 19, 54, 84-85, 87-89
排泄障害　94
排尿障害　100
はげまし，いいかえ，要約　43-45, 74
発信情報の統一　60
母親　76-83, 112, 115-116, 124
　　　──意識　78-81
　　　──のグリーフケア　82-83
　　　──の悲哀のプロセス　82
　　　──の悲嘆の傾聴　82
　　　──の分娩経過と出産過程における強みと弱み　79
　　　──のメンタルヘルス　76-77
　　　──役割行動の適応過程　80
半信半疑　101
反動形成　38
悲哀のプロセス　82-83
否定的対人感情　59
否定的な体験　80-81
否認　35, 38, 69-70, 95, 106
比喩的　106
フィードバック　10, 43, 47, 82, 91, 127-130, 132
複雑性悲嘆　83
婦人科がん患者の特徴　93
物理的な環境　73
不妊　94, 100
プロクセミックス　19, 88-89

文脈を見つける　118
ホームワーク　127-129
保健指導　79, 113, 115-117

ま

間　19-20, 82, 89
マイクロ技法　43
　　──の階層表　43-44
マインドフルネス　34
マズローの欲求階層説　4
ミッシングピース　77, 81
無条件の肯定的配慮　36
無条件の受容　36
明確化　25, 105, 116
　　問題の──　40-41
瞑想　108
メッセージの受信（解読化）　90
メッセージの送信（記号化）　85, 88
メッセージの伝達　17-18, 73, 87
面接法　126
面談後の対応　99
面談時の援助　98

面談の準備　97
目標設定の援助　41
モデリング　91, 124-125, 127
モデルの呈示　129
問題の意識化　8
問題の打ち明け　75, 140

や

役割関係　7
ユーモア　89
歪み　21-22, 55, 74, 109
ゆったりとした態度を示すスキル　64-65, 141-142
抑圧　38, 56

ら

卵巣欠落症候群　94, 100
理想と現実とのズレ　75
リプロダクション　94
流動性知能　87
療法
　　行動──　29-30, 32, 34
　　精神分析的心理──　37

認知行動──　29, 34, 48-49, 91, 127
　　第3世代の──　34
認知──　29, 30, 34, 48
来談者（クライエント）中心──　34-36
リンパ浮腫　94, 100
類型　15
レスポンデント条件づけ　30, 32-34
ロールプレイ　42, 127-131
　　──後のフィードバック　127-130, 132
　　──の実施　131
　　──のための準備　131
　　──の方法　131
論理的帰結　43, 46

わ

歪曲　102, 111
話題づくりのためのスキル　64-65, 142
わだかまり　80-82

人名索引

A

Addis, M. E.　50
Affonso, D. D.　77
相川　充　10-13, 124, 126-127
Akechi, T.　68
明智龍男　96
Altman, I.　57
Andrews, H. A.　4
荒添美紀　8, 64, 66, 126, 141
Argyle, M.　9-10, 20
麻原きよみ　115
Asch, S. E.　59

B

Baile, W. F.　97
Ballard, C. G.　78
Bandura, A.　124
Beck, A. T.　30
Beck, C. T.　78
Birdwistell, J. K.　19
Blocher, D. H.　28

Brammer, L. M.　39
Brehm, J. W.　61
Buckman, R.　97, 100
Burgoon, J. K.　19
Burns, D. D.　30-31

C

Caplan, G.　28
Carkhuff, R. R.　8, 136
千葉京子　88, 91, 126
Cook, M.　20
Cranley, M.　77

D

大坊郁夫　16, 19-21, 63, 84

E

Egan, G.　39

F

Field, T.　77

Fiske, S. T.　13
Freddie, B.　68
Freud, S.　37
藤枝静暁　127
藤森麻衣子　97-98, 100
藤田綾子　84
深田博己　15, 61
福原真知子　8, 43-44
福森崇貴　38

G

Gable, R. K.　78
Greenson, R. R.　38

H

Hall, E. T.　20-21, 63, 73, 99
畠山ともこ　71
Henderson, V.　4
Highley, B.　77
平木典子　120
広瀬寛子　83

Holland, J. C.　95	Maguire, R. T.　72	坂野雄二　127
堀毛一也　10	Martell, C. R.　50	櫻井貴子　115
堀越　勝　39-40	Maslow, A. H.　3-4	佐藤絵里子　64
	Massie, M. J.　95	Schlunt, D.　12
I	松原達哉　7	Schwarz, J. K.　71
井口大介　15	松村理恵子　71-72	Simkin, P.　77
飯塚雄一　20, 136	松島英介　96	Sivesind, D.　70-71
今関節子　81	McCroskey, J. C.　20, 71	Susan, G.-N.　78
犬童幹子　71	McFall, R.　12	鈴木真吾　38
Ingham, H.　56	Mehrabian, A.　60	庄司一子　78
磯　友輝子　20	Mercer, R.　77	
伊藤まゆみ　8, 70, 72, 76, 84, 126-127, 130, 136-137	宮﨑美砂子　114	**T**
	Mooney, K. A.　48	田上不二夫　26, 72, 125
Ivey, A. E.　8, 43-44		高木　修　59
Ivey, M. B.　8	**N**	竹村和久　59
	西川一廉　16	玉瀬耕治　43-44
K	野村俊明　39-40	Taylor, D. A.　57
上瀬由美子　58	Northouse, L. L.　62	Taylor, S. E.　13
金山健一　29	Northouse, P. G.　62	手島美子　71
金沢吉展　44		常盤洋子　78, 81
包國幸代　115	**O**	Trower, P.　12
柏木哲夫　67, 69, 99	Oflaz, F.　71	恒藤　暁　68-69
河合隼雄　82	小川一美　16	
Kelley, H. H.　13	岡部朗一　15	**U**
Kendon, A.　20	岡村　仁　95	内富庸介　95, 100
吉川肇子　59	奥田弘美　63	内山喜久雄　48, 123, 125
菊池章夫　126, 141	奥出有香子　71	上地安昭　26-27
北山　修　37-38	大野　裕　30	上野栄一　126
小島一夫　38	Orem, D. E.　4	
國分留志　29	長田久雄　90	**W**
國分康孝　7-8, 23		鷲田清一　82
古宮　昇　36	**P**	渡邊知映　95
近藤真紀子　71-72	Padesky, C. A.　48	渡部富栄　122
Kübler-Ross, E.　69	Patterson, M. L.　18	渡辺弥生　127
熊野宏昭　34		Watson, J.　4
	R	Widmayer, S.　77
L	Razavi, D.　127	Wilkinson, S.　127
Luft, J.　56	Richmond, V. P.　20, 71	
	Rogers, C. R.　34-36, 111, 120	**Y**
M	Roy, C.　4	やまだようこ　78
MacDonald, G.　39	Rubin, R.　77, 79	山本弘一　127
Mackey, M. C.　78		柳原　光　56
前田基成　125	**S**	
Maguire, P. A.　127	坂本雅樹　100	

【執筆者一覧】（五十音順，＊は編者）

荒添美紀（あらぞえ　みき）
杏林大学保健学部教授
担当：第5章4．

伊藤まゆみ（いとう　まゆみ）＊
共立女子大学看護学部教授
担当：第1～3章，第5章1・2．，第6章1．，第7章

大場良子（おおば　りょうこ）
埼玉県立大学保健医療福祉学部准教授
担当：第6章4．

金子多喜子（かねこ　たきこ）
杏林大学保健学部教授
担当：第5章3．

日下和代（くさか　かずよ）
清泉女学院大学看護学部教授
担当：第6章5．

沢宮容子（さわみや　ようこ）
筑波大学人間系教授
担当：第4章1．

千葉京子（ちば　きょうこ）
日本赤十字看護大学准教授
担当：第6章3．

塚本友栄（つかもと　ともえ）
自治医科大学看護学部教授
担当：第6章6．

常盤洋子（ときわ　ようこ）
群馬大学大学院保健学研究科教授
担当：第6章2．

藤里紘子（ふじさと　ひろこ）
国立精神・神経医療研究センター併任研究員
認知行動療法センター研究員
担当：第4章2・3．

看護に活かすカウンセリングⅠ
コミュニケーション・スキル
対象の生き方を尊重した健康支援のためのアプローチ

2014年8月20日	初版第1刷発行
2025年10月10日	初版第5刷発行

（定価はカヴァーに表示してあります）

編 者　伊藤まゆみ
発行者　中西　良
発行所　株式会社ナカニシヤ出版
〒606-8161　京都市左京区一乗寺木ノ本町15番地
Telephone　075-723-0111
Facsimile　075-723-0095
Website　http://www.nakanishiya.co.jp/
Email　iihon-ippai@nakanishiya.co.jp
郵便振替　01030-0-13128

装幀＝白沢　正／印刷・製本＝亜細亜印刷
Printed in Japan.
Copyright ©2014 by M. Ito
ISBN978-4-7795-0870-7

◎本書のコピー，スキャン，デジタル化等の無断複製は著作権法上での例外を除き禁じられています。本書を代行業者等の第三者に依頼してスキャンやデジタル化することはたとえ個人や家庭内の利用であっても著作権法上認められておりません。